T_d^{14} 99
I
II

CONTRIBUTION

A L'ÉTUDE DES

FRACTURES DU STERNUM

PAR

LE DOCTEUR JUSTIN DÉRU

LYON

IMPRIMERIE ADMINISTRATIVE CHANOINE

DELAROCHE, Succ'

10, PLACE DE LA CHARITÉ, 10

—

1881

CONTRIBUTION

A L'ÉTUDE DES

FRACTURES DU STERNUM

LYON. — IMP. CHANOINE, DELAROCHE SUCC., 10, PLACE DE CHARITÉ.

CONTRIBUTION

A L'ÉTUDE DES

FRACTURES DU STERNUM

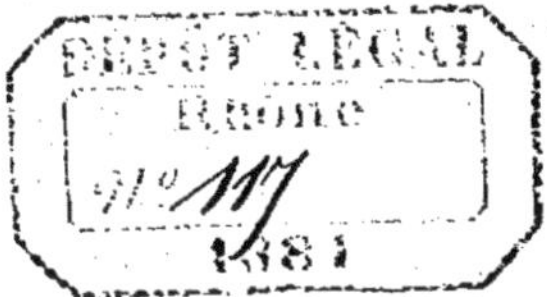

PAR

LE DOCTEUR JUSTIN DÉRU

LYON
IMPRIMERIE ADMINISTRATIVE CHANOINE
DELAROCHE, Succ'
10, PLACE DE LA CHARITÉ, 10
—
1881

AVANT-PROPOS

Les observations de fractures du sternum recueillies jusqu'à nos jours sont assez rares, mais il est probable qu'elles seraient plus fréquentes si, dans les autopsies succédant à des fractures nombreuses et comminutives de la colonne vertébrale, on ne négligeait pas si souvent l'examen de la paroi antérieure de la cage thoracique. Les particularités de leur histoire sont peu connues, et, en prenant pour sujet de notre dissertation inaugurale les cas qui se sont offerts à notre observation, nous n'avons eu pour but que d'ajouter des faits nouveaux à tous ceux que la science possède déjà, et de résumer, à ce propos, l'état de nos connaissances sur cette question. D'un autre côté, nous avons pensé qu'il ne serait peut-être pas inutile de rassembler les cas divers disséminés dans les auteurs, ceux surtout consignés dans les bulletins de la Société anatomique, si riche en observations de tout genre, de les commenter, d'essayer d'en tirer quelques notions tant au point de vue de l'anatomie pathologique, de l'étiologie et du mécanisme, que du diagnostic et du traitement.

A propos de l'étiologie, nous insisterons spécialement sur le mécanisme des fractures du sternum succédant à des chutes sur la colonne vertébrale, et nous terminerons par la relation de plusieurs observations recueillies dans les ouvrages que nous avons consultés, et auxquelles nous ajouterons celles qui nous sont personnelles. Ce sont ces faits rares et les expériences cadavériques auxquelles nous nous sommes livré, sur les données de MM. Levrat et Mollière, qui nous ont déterminé à parler des fractures du sternum. Une plume plus exercée aurait traité ce sujet avec plus de succès; pour nous, nous devons renoncer à l'honneur de mieux faire, et réclamer l'indulgence de nos juges, heureux si nos efforts méritent leur approbation.

Pour suivre une marche réellement classique, nous croyons utile de commencer l'étude de ces fractures par des considérations anatomiques et physiologiques sur cet os; elles nous paraissent de nature à nous faire comprendre certains points ayant trait soit au mécanisme, soit à la symptomatologie. Cela fait, nous traiterons dans des chapitres spéciaux, de l'étiologie et de son mécanisme, de l'anatomie pathologique et des complications, de la symptomatologie, du traitement; puis nous terminerons par un court index bibliographique, permettant de poursuivre des recherches plus complètes sur ce sujet malheureusement trop écourté.

Avant d'entrer en matière, qu'il nous soit permis de remercier M. le professeur Berne des conseils éclairés qu'il nous a donnés et de l'honneur qu'il nous a fait en acceptant la présidence de notre thèse. Nous ne saurions aussi trop remercier MM. Levrat et Mollière, de l'obligeance avec laquelle ils nous ont guidé dans nos recherches bibliographiques et nos expériences cadavériques. Nous associons également dans un même sentiment de reconnaissance, tous nos amis nous ayant aidé dans nos expériences, et principalement M. Coppéré, qui a mis un empressement si bienveillant à nous traduire les observations allemandes consignées dans le *Compendium* de Gurlt. (*Handbuch der Lehre der Knochenbruchen,* 1862.)

CHAPITRE PREMIER

Historique des fractures du sternum

Malgré les nombreuses et pénibles recherches auxquelles nous nous sommes livré dans les ouvrages des chirurgiens de l'antiquité, nous n'avons trouvé que peu de traces de leur histoire : Hippocrate n'en parle pas, et c'est à peine si on les trouve signalées dans Celse qui se contente de considérer le sternum comme un os susceptible d'être percé, contus, fendu et fracturé, au même titre que tous les os spongieux. A quelque temps de là, Soranus en fait déjà une étude plus approfondie et reconnaît que ces fractures peuvent se présenter sous deux formes, transversale ou oblique.

Paul d'Egine (1) est plus affirmatif et résume en ces

(1) *Chirurgie de Paul d'Egine*, p. 403, chap. xcv.

termes ses connaissances : « La partie médiane du sternum peut subir la division et l'impaction, et sa pointe peut être détachée. Si donc une rupture a lieu en travers, il s'en suit une douleur locale, une inégalité et un bruit sous l'application des doigts. Si c'est une impaction, il y a douleur forte, dyspnée, parce que la plèvre est piquée, parfois aussi crachement de sang, concavité de la partie blessée et facilité à céder.

« Il faut appliquer le même traitement que celui exposé pour les omoplates. Dans l'impaction, suivant Hippocrate, on doit faire prendre la position indiquée lorsque la clavicule s'enfonce en dedans, savoir, le décubitus dorsal sur le dos, et la mise d'un coussin entre les deux épaules, puis l'abaissement des omoplates en même temps que l'on comprime de chaque côté les côtes avec les mains.

« Or, après avoir couvert les côtes avec de la laine, on fait une ligature circulaire; mais préalablement, on met dessous des bandes que l'on fait glisser en ligne droite, sur les épaules, et dont ensuite les deux bouts sont rattachés avec leurs correspondants pour empêcher le bandeau circulaire de glisser. » (*Chirurgie de Paul d'Egine*, chap. xve, p. 403.)

Avec cet auteur, nous voyons l'histoire de ces fractures sortir en quelque sorte des ténèbres dans lesquels elles étaient plongées, et si certains points intéressants ont été passés sous silence, il n'est pas moins vrai que c'est à lui que revient l'honneur d'avoir décrit le premier, soit la symptomatologie avec ses complications, soit le traitement.

L'impulsion donnée par Paul d'Egine fut suivie, et

nous voyons alors la majorité de ses successeurs, pré-
occupés des suites graves que peut déterminer la
compression de cet os sur le médiastin, le cœur, les
poumons, nerfs et vaisseaux, s'occuper exclusivement
de la manière de réduire ces fractures. Nous ne pourrions citer tous les procédés qui ont été préconisés
avec quelques légères variétés, sans nous exposer à des
redites, aussi préférons-nous renvoyer le lecteur aux
ouvrages de A. Paré(1), Aurran de Rouen (2), Monteggia (3), Verduc (4), J.-L. Petit (5), Heister (6),
La Martinière(7), Richerand(8), Percy(9), Roux(10),
etc., etc.

Un travail assez important et que nous n'avons
trouvé signalé dans aucun des ouvrages que nous
avons parcourus, est le Mémoire de Walter Rivington,
publié dans le *Medico-Chirurgical Transactions*, de
Londres, 1874. Nous y avons largement puisé et si ce
n'eut été la longueur de l'ouvrage, nous nous serions
fait un devoir de le rapporter en entier, mais ce serait
trop nous écarter de notre tâche, aussi préférons-nous
relater uniquement les conclusions auxquelles il arrive

(1) *Dict. de Chirurgie*, de Louis, t. II, p. 340.
(2) *Journal de Méd. Chirurg. et de Pharm.*, t. XXXVI, 1771, p. 520.
(3) *Instituzioni Chirurgiche.*
(4) *La manière de guérir les fractures et les luxations*, chap. XX,
p. 161.
(5) *Traité des maladies des os*, t. II, p. 103.
(6) *Chirurgie*, t. I, p. 380.
(7) *Mémoire sur l'opération du trépan*, (Acaddémie de Chirurgie,
t. IV, p. 545.)
(8) *Nosol. Chirurg.*, t. IV, p. 159.
(9) *Manuel du Chirurgien d'armée*, p. 123.
(10) *Journal de Médecine et de Chirurgie*, 1771, p. 521.

d'après la traduction de M. Delens. (HAYEM, Vᵉ volume,
1875, p. 675.)

1° La fréquente existence d'une articulation arthro-
diale entre la première et la deuxième pièce du sternum,
favorise la luxation plutôt que la fracture. En d'autres
termes, les fibres ligamenteuses qui réunissent les deux
pièces, sont généralement plus faibles que les parties
les plus faibles de l'os. Lorsque le contraire existe, la
fracture se produit de préférence à la luxation.

2° La fracture du sternum peut résulter de la flexion
forcée de la colonne dorsale, surtout lorsqu'une ou plusieurs vertèbres dorsales sont écrasées ou fracturées.

3° La solution de continuité peut également résulter
d'une extension forcée de la colonne, par exemple à la
suite de coups, de chutes ou par contraction musculaire.

4° Dans la flexion comme dans l'extension, l'action
se transmet au sternum par les côtes, et la longueur
ainsi que la puissance plus considérable des côtes inférieures font que la deuxième pièce du sternum passe en
avant de la première.

5° Un grand nombre de cas de luxation ou de fracture attribuées à l'action musculaire directe ou à un
contre-coup sont dues à la transmission par les côtes
d'une violence qui a porté sur le dos.

6° La fracture, et très-rarement la luxation, peuvent
être occasionnées par l'impulsion violente du menton
sur le sternum. Cet accident peut se produire sans les
lésions de la colonne cervicale.

Depuis le mémoire de Rivington, la chirurgie s'est
enrichie de travaux non moins importants. Plusieurs

ont même fait le sujet de dissertations inaugurales, et nous ne ferons que citer celle de M. Barrau, soutenue devant la faculté de Strasbourg (5 février 1813, et celle de M. Favelier (Paris, 1842).

Si, malgré les nombreux emprunts faits à tous ces auteurs, ce chapitre présente quelques lacunes, nous prions de nous excuser. Notre but aurait été atteint, si nous avions pu éviter, à ceux qui aborderont plus tard le même travail, des recherches qui nous ont été fort pénibles ; mais dans l'impossibilité absolue où nous nous sommes trouvé de faire mieux, nous devons réclamer l'indulgence de nos lecteurs, heureux si nos données pourront les guider dans des recherches ultérieures.

CHAPITRE II

Considérations anatomiques et physiologiques
sur le sternum

Situé à la partie antéro-supérieure du thorax, le sternum est placé là en avant d'organes thoraciques de la première importance, le cœur, les vaisseaux qui en émanent ou qui s'y rendent; il est, en un mot, en avant des médiastins, comme un véritable bouclier.

Meckel et de Blainville furent les premiers à comparer les différentes pièces du sternum à une véritable colonne vertébrale. Sans vouloir entrer ici dans les controverses des partisans de la théorie de l'homologie, qui prétendent l'assimiler à une vertèbre ou du moins à une série de vertèbres, le sternum étant en effet un os composé, nous pouvons admettre pour un instant et avec une certaine réserve le nom de rachis antérieur que lui avaient donné ces premiers anatomistes. Cette vue de l'esprit nous permettra ainsi d'admettre que, dans les cas qui déterminent les fractures de la colonne, il pourra se produire, soit simultanément, soit isolément une fracture du sternum.

Pour avancer cette assertion, nous ferons remarquer que cette union du sternum avec la colonne vertébrale et la transmission des chocs, ou plutôt des forces lentes ou extemporanées de l'un à l'autre de ces os, ne nous est point personnelle, mais se trouve déjà signalée implicitement au moins par Meckel, de Blainville et par Malgaigne dans son *Traité des fractures* à l'article « fractures du sternum ». D'autre part, la déformation du sternum dans les cas de cyphose, et surtout dans les cas de mal de Pott avec flexion angulaire de la colonne, nous font assister pour ainsi dire à la production lente et graduelle des phénomènes qu'un traumatisme de la colonne exercerait brusquement sur le sternum. Nous ne saurions trop insister sur la corrélation qui unit ces deux tiges osseuses au point de vue des courbures. Il semble qu'elles doivent se suppléer en quelque sorte lorsque l'une d'elles est altérée. Les courbures de la colonne vertébrale sont dans une relation telle avec le sternum que l'une d'elles ne saurait augmenter sans qu'immédiatement il n'y ait une courbure de compensation dans la région sternale ; aussi, pour se rendre compte des fractures indirectes du sternum, doit-on toujours avoir présent à la mémoire l'anatomie et la physiologie de la colonne vertébrale.

Chez l'homme adulte, convenablement conformé, le sternum peut être considéré comme composé de deux pièces. De plus, à sa partie inférieure existe un prolon-

gement cartilagineux qui pourra s'ossifier aux dernières
limites de l'existence. Sa longueur moyenne alors est de
19 centimètres ainsi répartis entre ses trois portions :
5 centimètres pour la portion supérieure, 11 pour la
moyenne et 3 pour l'inférieure. La plus grande épaisseur de la poignée varie de 10 à 14 millimètres, l'épaisseur moyenne du corps est de 6 à 8 et celle de la pointe
de 2 à 3 millimètres.

Chez le fœtus, il n'en est pas absolument de même ;
en effet, il se trouve composé de plusieurs pièces bien
distinctes les unes des autres et qui sont au nombre de
cinq.

L'un de ses segments, le premier et le plus important
(manubrium) constitue à lui seul la poignée du sternum ; quatre autres segments ayant chacun deux points
verticaux d'ossification appartiennent au corps, de telle
sorte que le sternum d'un fœtus se compose de cinq
segments. La réunion de ces diverses pièces débute
constamment vers l'âge de trois ans pour se terminer
habituellement vers l'âge de douze. Arrive-t-il que la
réunion avorte ou se fait incomplète, le sternum se
trouve alors formé d'un certain nombre de pièces réu-
nies simplement entre elles par du tissu cartilagineux.
L'absence de soudure ou le peu de solidité des soudures
nous donne la raison de la rareté extrême de ces fractures chez l'enfant, et la fréquence relative des luxations de la 2e pièce sur la 1re (Maisonneuve). Rivington arrive aux mêmes conclusions : « la fréquente
existence d'une diarthose entre la 1re et 2e pièces
favorise la luxation plutôt que la fracture ; au contraire, la soudure de la première et de la deuxième

pièce qui existe fréquemment dans la vieillesse, fait que ce qui chez un adulte serait une luxation, devra être considéré comme une fracture chez le vieillard. »

En résumé, os plat par l'aspect, il est en réalité formé par la réunion de plusieurs os courts, et a la structure et la solidité de ces os.

Il nous reste à le considérer, soit au point de vue de ses mouvements, soit au point de vue de ses rapports. En même temps qu'il donne un point d'appui aux côtes et complète la ceinture thoracique, il est soutenu, supporté par les mêmes côtes comme une voiture s'appuie et joue sur ses ressorts. Ces conditions d'élasticité lui permettent fréquemment de se dérober aux traumatismes directs, en se rapprochant de la colonne vertébrale.

Un point particulièrement intéressant à connaître, ce sont les rapports qu'il affecte avec les différents organes contenus dans la cage thoracique. Sur toute son étendue, il adhère par un tissu conjonctif lâche au médiastin antérieur. Sa partie supérieure est en rapport avec la portion droite de la crosse aortique, la veine cave descendante et le tronc veineux brachio-céphalique gauche. Sa partie moyenne recouvre le ventricule droit et l'oreillette du même côté. Les rapports de la trachée-artère dans sa portion thoracique, avec le manubrium dont elle n'est séparée que par les muscles sterno-hyoïdiens, les troncs artérioso-veineux brachio-céphaliques, nous rendront compte plus tard de l'oppression, de la dyspnée, qui ne manquent pas de se produire, lorsque le fragment supérieur dans son déplacement va plonger en arrière. Ces rapports sont donc très importants à retenir, en ce qu'ils donneront la clef de la plupart des complications.

Des recherches cadavériques ont montré que, en même temps que le sternum monte et se porte en avant pour agrandir le diamètre antéro-postérieur du thorax, le poumon profitant de l'espace s'insinue entre le sternum et le médiastin antérieur. Cela explique comment les fractures du sternum, si la lésion se produit au moment de l'inspiration, peuvent s'accompagner de lésions pulmonaires et entre autres choses d'emphysème sous-cutané.

Nous demandons pardon d'avoir été aussi long dans ces données anatomiques, mais elles nous ont paru absolument nécessaires pour faire comprendre ce qui va suivre, et là en est peut-être leur justification.

CHAPITRE III

Etiologie et Mécanisme

La position saillante du sternum, sa situation im-médiate sous la peau sembleraient au premier abord devoir rendre ses fractures fréquentes, il n'en est rien cependant et en se reportant aux statistiques, on est étonné de voir que Malgaigne, n'en trouva qu'un seul exemple à l'Hôtel-Dieu, dans une période de onze ans. Lonsdale n'en observa que deux cas sur 1,901 fractures à Middlesex Hospital. A. Poland (*System of surgery. by Holmes*, t. II. p. 348, London, 1661), qui a fait un relevé des fractures traitées à Guy's Hospital, pendant cinq années, n'en a signalé que deux cas.

La production de ces fractures peut être favorisée par certaines causes prédisposantes, telles que des lé-sions inflammatoires ou néoplasiques. Le sternum est

parfois atteint de cancer, ainsi que nous en avons
trouvé un cas remarquable relaté par Genouville (*Bull.
sociét. anat.* 1853, p. 138), et qui, d'après le détail de
l'autopsie, avait détruit le sternum, ainsi que les
cartilages des 5e 6e 7e et 8e côtes, au point que les
extrémités flottaient dans la cage thoracique. Nous ne
faisons que citer pour mémoire des faits analogues
rapportés par MM. Legroux (*Bull. sociét. anat.* 1862,
p. 16), et Magdelain (*Bull. sociét. anat.* 1868, p. 117).
Lorey (*Bull. sociét. anat.* 1874, p. 625.) signala en
1874, à la société anatomique un ostéo-sarcome, ayant
envahi le sternum dans sa totalité, ainsi que les cartilages costaux et ganglions du médiastin. Il ne faudrait cependant pas trop se hâter de généraliser, car à
côté de ces états pathologiques favorisant en quelque
sorte les fractures du sternum, il en est où l'altération
ait eu précisément pour effet de rendre la fracture impossible en donnant à l'os la consistance du caoutchouc;
tel fut un cas observé par Féré, et relaté également
dans le *Bulletin de la Société anatomique* de 1875,
p. 682.

Ces fractures sont plus fréquentes dans l'âge avancé et
chez l'homme, ce qui s'explique facilement par la nature
des travaux auxquels il est assujetti. Si nous trouvons
peu de cas de fractures chez les jeunes sujets, il
faut l'attribuer uniquement à ce fait bien démontré
par Rivington, que les fibres ligamenteuses réunissant
les deux pièces de l'os, sont généralement plus faibles
que les parties les moins résistantes de l'os lui-même.
Nous terminerons ce paragraphe relatif aux causes
prédisposantes, en faisant remarquer que nous n'avons

pas trouvé d'observations de fractures chez l'enfant, qu'elles sont rares chez la femme, qu'elles s'observent surtout, à partir de 50 ans, et que les sujets les plus jeunes, chez lesquels il en ait été mentionné, étaient les deux primipares de Chaussier, âgées, l'une de 24, l'autre de 25 ans.

On peut dire d'une façon générale, que l'étiologie de ces fractures, comprend deux ordres de causes déterminantes : A les causes directes ou chocs; B les causes indirectes produisant des fractures par contre-coup. Nous aurons également à examiner un 3° genre de fractures indirectes, dites fractures, par contraction musculaire simple, et dans lesquelles la déformation du rachis, ne joue aucun rôle. Entrons de suite dans le détail des fractures directes.

§ 1er. — Fractures par causes directes

A. Les causes directes, le plus fréquemment accusées sont des éboulements, des coups, des chutes, la percussion d'un corps lancé par une arme à feu, un coup de crosse de fusil, une chute dans lequel le sternum a porté sur corps aigu, des écrasements du thorax, par une roue, ou par une masse pesante de quelque nature que ce soit, etc., etc. En général, une violence considérable est nécessaire, pour déterminer de cette façon, la rupture de l'os. Toutefois, un fait rapporté par Duverney (*Traité des maladies des os*, 1761, t. I, p. 233), montre que la fracture, peut succéder à un choc bien moindre : il s'agit d'un joueur de quilles qui, penchant le corps en avant, pour regarder rouler sa boule, tomba sur un gros caillou et resta mort sur place, par suite d'une fracture du sternum, compliquée d'une déchirure du péricarde et d'une division de l'oreillette droite, en trois ou quatre lambeaux. Tillaux dans son anatomie topographique, cite également le cas d'un aliéné de Bicêtre, qui ayant reçu d'un gardien brutal un coup de poing sur le sternum, eut une fracture transversale de la deuxième pièce. D'une façon générale, on peut dire que les fractures directes, déterminées par des traumatismes très variés, sont entièrement subordonnées aux violences considérables qui les produisent, par conséquent livrées au hasard, et échappent en partie à une description méthodique.

Dans les cas de causes directes, rien n'est plus simple que de comprendre le mécanisme. Le sternum touche violemment en un point, incapable de se dérober à la force vulnérante, la résistance étant fournie par les arcs-boutants des côtes, dès lors il ne peut qu'être enfoncé ou fracturé. Le plus généralement il se fracture au niveau du point contus, et alors la solution de continuité pourra être transversale ou oblique, simple ou esquilleuse, avec ou sans fêlure, avec ou sans complications.

A propos du siège dans ces traumatismes directs, il est une question à se poser : comment se fait-il que la première pièce ne soit jamais fracturée, quand elle se trouve seule atteinte? Cela tient-il uniquement à son épaisseur, à sa plus grande résistance, comparée aux autres pièces du sternum? Il est très probable, selon John Brigthon et Rivington, que la raison en est

dans l'articulation de la première avec la deuxième
pièce. Un corps vulnérant, venant en effet s'appliquer
sur la face antérieure, fait céder les moyens d'union
de l'articulation, et produit une luxation. Par le fait
même de la force vulnérante, la première pièce est refoulée en arrière, et la deuxième chemine en avant
sur la première.

Il n'est pas toujours aussi facile d'expliquer, pour-
quoi dans une fracture transversale de la partie moyenne
du sternum, le fragment inférieur est ordinairement
situé en avant; comment dans quelques cas au contraire, mais très rares, il vient se placer en arrière.
Cela tient sans nul doute à ce que, dans le premier
cas, le trait de fracture siège au-dessous du point contus, et au-dessus dans le second. Enfin il est des cas
où le traumatisme est si complexe que le mécanisme
de la fracture, reste souvent très obscur.

§ 2. — FRACTURES PAR CAUSES INDIRECTES

Boyer (*Traité des maladies chirurgicales*, t. III,
p. 143) s'exprime ainsi, à propos de leur production,
par des causes indirectes :

« Le sternum ne peut être fracturé que par une cause
externe, et qui agit directement, sur l'endroit de l'os où
la solution de continuité arrive. Un seul exemple de fracture par contre-coup, existe dans la science, c'est le
fait rapporté par David. » Malgré l'autorité si res-
pectable de Boyer, nous ne pouvons accepter ses réserves, car en n'admettant pas l'existence des causes

indirectes, nous ne saurions expliquer le mode de production du nombre de fractures. Nous sommes d'autant
plus amené, à les regarder comme réelles, que nous
nous appuyons sur les opinions de David, Chaussier,
Sabatier, Martin Saint-Ange, Cruveilher, Velpeau, Rollande, etc., etc.

Et d'abord qu'entend-on par causes indirectes? Ce
sont celles où la violence extérieure, porte sur un point
éloigné de celui, où la fracture se produit. Ce sont les
plus intéressantes à étudier, mais elles sont aussi de
beaucoup les plus complexes, et pour nous en faire
une idée nette et précise, serons-nous obligé de les di-
viser, au point de vue de leur mécanisme. Si nous
consultons les observations des auteurs, nous voyons
que les unes sont le résultat d'une contraction musculaire simple, que les autres proviennent de traumatismes ayant agi sur la colonne vertébrale, soit par
flexion forcée en avant, soit par extension ou renversement du tronc en arrière. Il est une dernière série
d'observations, où plusieurs causes déterminantes peuvent être invoquées, comme facteurs du mécanisme.

α. — Fractures par contraction musculaire simple.

La première catégorie d'observations que nous nous
proposons d'examiner, sont celles où la solution de
continuité provient exclusivement de la contraction
des muscles qui s'insèrent aux deux extrémités du
sternum ; d'une part les sterno-hyoïdiens et les sterno-
mastoïdiens, d'autre part les grands droits de l'abdomen. Ces deux puissances opposées tirent le sternum

en sens contraire, et celui-ci tiraillé se rompt dans sa partie *minoris resistentiæ*. A une simple lecture des nombreuses observations relatées dans les ouvrages, il est souvent difficile de faire la part de chacun des différents facteurs qui ont contribué à la production de la fracture, aussi les auteurs se contentent-ils de les signaler. Nous suivrons la sage prudence de nos devanciers, et nous ne ferons que relater les différentes observations que nous avons recueillies. Nous retrouverons l'action musculaire dans les fractures par extension, mais alors nous aurons un deuxième facteur, l'écartement en sens opposé des arcs costaux, tandis que dans cette première série de faits la contraction musculaire se trouve seule en jeu.

Chaussier (*Revue Médicale*, 1837, t. IV, p. 260) fut le premier à appeler l'attention chirurgicale sur la possibilité de ces fractures, en rapportant deux exemples de fracture chez des primipares, âgées l'une de 24 ans, l'autre de 25 ans. Au moment de l'accouchement, les deux malades portèrent leurs têtes en arrière, s'arcboutant de telle façon que seuls les talons et la tête reposaient sur le lit. Il n'y eut de léger écartement des fragments que dans un cas. Depuis la science a eu à relater des nouveaux cas, et nous devons signaler en première ligne le cas de Comte (*Bull. Soc. Anat.* 1826, p. 128) où il s'agissait d'une femme ayant succombé à une phtisie pulmonaire douze jours après l'accouchement, et chez laquelle l'autopsie avait révélé une fracture transversale du sternum, qu'on avait reconnue pendant la vie et attribuée aux efforts de l'accouchement. Les fragments ayant été trouvés baignant dans le pus d'un abcès du médiastin antérieur, plusieurs membres de la Société anatomique émirent l'opinion qu'il existait une carie antérieure à la fracture et qu'elle avait agi comme cause prédisposante ; Cruveilher, consulté à ce sujet et après examen des pièces, ne tarda pas à conclure à une fracture par action musculaire consécutive à une altération préexistante de la lame interne. Nous pourrions encore signaler le cas de Faget de Mexico, rapporté par Malgaigne, d'un saltimbanque qui, après s'être fortement renversé en arrière, voulait se relever en soulevant avec les dents un poids considérable. Citons encore pour mémoire deux cas de la Société anatomique, l'un (*Bull. Société Anat.* 1867, p. 327) s'étant terminé par infection purulente et ayant montré à l'autopsie une fracture de la première pièce, l'autre (*Bull. Soc. Anat.* 1869, p. 96) ayant amené secondairement une ostéo-périostite et une arthrite de l'articulation costo-sternale. Nous ne saurions mieux terminer cette énumération pénible de fractures par contraction musculaire, qu'en rapportant intégralement l'observation suivante.

Obs. Ire — (*Société anatomique.* XLII p. 327). *Fracture de la première pièce du sternum par contraction musculaire simple. — Infection purulente. — Mort.* — Autopsie par M. Lafont.

B..... âgé de 58 ans, entre à l'hôpital Saint-Antoine, dans le service de M. Broca, le 4 mars 1867.

Il était assis sur une pièce de vin placée sur un haquet, lorsque la roue de son haquet, fut violemment heurtée par la roue d'une voiture qui allait en sens inverse.

Ce choc le renversa en arrière ; malgré l'effort violent qu'il fit pour éviter sa chute, il tomba sur le côté et sentit une vive douleur au devant du sternum.

Au devant de la poitrine on constate une saillie anormale qui appartient à la seconde pièce du sternum, le bord supérieur de cette pièce est régulier, sans rugosité ; la première pièce est enfoncée, un écartement de un centimètre environ existe entre les deux fragments du sternum ; en introduisant l'index dans cet enfoncement on sent parfaitement battre l'aorte. Il existe un peu de dyspnée et une légère douleur à la pression ; au moment où le malade fait des inspirations, les deux pièces de l'os s'écartent davantage, et il en résulte une dépression plus manifeste qui se continue sur la peau de chaque côté, entre la 2e et la 3e côte. La régularité des deux bords, séparés l'un de l'autre, l'absence de rugosités, l'écartement font diagnostiquer une luxation de la seconde pièce du sternum sur la première.

Le malade a en outre dans le bras gauche un énorme épanchement sanguin ; on est obligé de lui faire plusieurs incisions. Le malade meurt d'infection purulente le 22 mars.

A l'autopsie, on trouve des abcès métastatiques dans les poumons, et une pleurésie purulente à droite.

Quant au sternum, il présente deux fragments écartés d'environ 2 centimètres et demi, et reliés entre eux par quelques brides fibreuses. Mais c'est par erreur que le diagnostic luxation avait été porté, car on remarque que l'articulation des deux premières pièces du sternum est intacte. En effet c'est à une fracture de la première pièce que l'on a affaire.

La fracture siége à un centimètre au-dessus de l'articulation, la direction est du reste parallèle à celle de l'interligne articulaire ; les bords de la fracture sont réguliers et c'est ce qui explique parfaitement comment pendant la vie du malade on avait cru à une luxation.

Nous avons cru devoir rapporter en entier cette observation tant elle nous a paru intéressante, soit au point de vue du mécanisme, soit du diagnostic et de la symptomatologie. Peut-être viendra-t-on nous objecter que la fracture a eu lieu par suite d'une chute sur la nuque et qu'elle n'est point le fait de la contraction musculaire. Nous nous appuyons sur l'absence d'épanchement sanguin à la nuque, et sur sa présence sur le bras gauche, ce qui nous prouve que la chute n'a pu avoir lieu que latéralement. De plus, si elle avait eu lieu par flexion forcée du tronc en avant, loin d'avoir un écartement de plus de 2 centimètres, nous aurions eu un chevauchement du fragment inférieur sur le supérieur. Le siège de cette solution de continuité ne fait que corroborer notre mécanisme, en ce que nous savons que dans les fractures par contraction musculaire, le trait de fracture occupe le plus ordinairement la pièce supérieure, tandis que la pièce inférieure est intéressée dans sa partie supérieure dans celles par flexion forcée. Nous tenons également à faire remarquer que le diagnostic n'est pas toujours sans difficulté, malgré des symptômes plus ou moins évidents, et enfin que l'on doit être très réservé dans son pronostic.

Les faits que nous venons de citer ne sont pas les seuls dans lesquels on ait invoqué une action musculaire. Malgaigne cite un cas de fracture, unique selon nous, due à une contraction brusque du diaphragme. Un serrurier, âgé de 32 ans, avait un cancer de l'estomac. Un jour, à la suite d'un vomissement, il accusa de la douleur sternale, et plus tard on reconnut à l'autopsie une fracture transversale du tiers supérieur du sternum. L'os paraissait malade à un pouce au-dessous de la fracture, et sain au-dessus. Puisque le fait existe, nous serions mal venu à le nier; nous ferons seulement observer qu'il s'agissait là d'un cancéreux, et l'on sait comment certains cancéreux sous la moindre influence, sont sujets à ce genre de fractures qu'on a pu appeler, avec juste raison, fractures spontanées.

Nous pourrions en dire autant pour les ataxiques, mais nous n'insisterons pas sur ce point qui appartient plutôt à la pathologie générale des fractures, et nous terminerons par la relation d'une observation de fracture interne empruntée à Duverney (*Traité des maladies des os*, t. I, p. 236, IVᵉ observation). Un ébéniste portait depuis plus de deux ans un anévrysme de l'aorte supérieure. La tumeur vint à un tel degré que ses mouvements faisaient lever les côtes et le sternum. Il mourut tout d'un coup par la rupture du sac. L'ouverture du cadavre étant faite, nous trouvâmes les cartilages des 2ᵉ et 3ᵉ des vraies côtes séparés du sternum, et celui-ci fracturé et carié d'environ deux grands travers de doigt.

β. — Fractures par traumatismes ayant agi sur la colonne vertébrale, soit par flexion forcée en avant, soit par extension.

Les auteurs sont unanimes à signaler les fractures par flexion forcée du tronc en avant, à la suite de coups ou de chutes sur l'une des deux extrémités de la colonne vertébrale. Malgaigne cependant ne fait qu'ébaucher leur histoire, et pour en avoir une idée assez nette, il faut se reporter aux travaux de Rivington, Gurlt et Maisonneuve. Nous avons recueilli leurs observations, et quelques-unes inédites que nous allons reproduire dans ce paragraphe.

Obs. II. — *Fracture indirecte du sternum par flexion forcée du tronc en avant*, Morel-Lavallée (*Gazette Médicale*, 1860 p. 368).

Clavure (Michel), 62 ans, chaudronnier, entre le 7 janvier 1860, à l'hôpital Cochin.

Il était assis sur une échelle à 12 pieds de hauteur, lorsque l'échelle glissa et il tomba la tête la première sur un mur. Sur l'occiput à la partie médiane, plaie du cuir chevelu ; sur le trajet du sternum, à 6 centimètres environ de l'extrémité supérieure, saillie transversale très prononcée, donnant au doigt qui la presse la sensation d'une crépitation fine. Au-dessus de la saillie dépression très-prononcée ; sur la partie latérale droite, au niveau de la solution, petite élevure violacée avec fluctuation. Le fragment inférieur est mobile et vient chevaucher à chaque mouvement respiratoire sur le supérieur. Dyspnée très-grande, râles confus dans la poitrine, pas d'exagération de sonorité, mouvement fébrile, langue sèche. Dans la nuit du 8 au 9 janvier, exagération des phénomènes généraux, délire et mort le 9.

A l'autopsie, notable quantité de sang dans la plèvre gauche ; médiastin emphysémateux, avec caillots sanguins. Fracture transversale du sternum, dont les fragments chevauchent. Pas de lésions des veines et artères mammaires internes.

Obs. III. — *Fracture du sternum par flexion forcée du tronc, à la suite de chute sur les ischions*, par M. Daniel Mollière, chirugien de l'Hotel-Dieu de Lyon, (étude des fractures indirectes de la colonne vertébrale, 1872, p. 13, *Lyon-Médical*).

Le nommé Martin Bajten, âgé de 23 ans, entre le 5 février 1868 au n° 14, de la salle des opérés.

Le 5 février, cet homme montait une échelle, les épaules chargées d'un sac dont il évalue le poids à 90 kilogr., lorsque tout d'un coup, les deux montants de l'échelle se brisèrent en même temps. Il tomba lourdement à terre sur le siège, et le poids qu'il portait lui fit plier le tronc. Il perçut alors un craquement très-distinct, accompagné d'une vive douleur au niveau de l'intervalle qui sépare la première pièce du sternum du reste de l'os. Aucun corps n'avait frappé la partie antérieure du thorax.

Actuellement le malade éprouve à chaque inspiration une douleur très vive dans le point où il a ressenti cette sensation de craquement. Cette douleur est également provoquée par la pression que l'on exerce à ce niveau. Le doigt y perçoit une arête transversale parfaitement marquée. Les douleurs s'irradient sur les côtés dans la région antérieure du thorax. Rien du côté de la colonne vertébrale.

Sous l'influence du repos absolu et de plusieurs applications de sangsues, les douleurs cessent petit à petit, et le malade quitte l'hôpital le 2 Mars, complètement guéri. On sent toujours très-nettement le trait de la fracture, qui paraît être consolidée.

Obs. IV. — *Fracture incomplète du sternum par flexion forcée du tronc. — Lésions multiples de la colonne vertébrale. — Mort. — Autopsie,* par Brotherston, cité par Gurlt, p. 266.

Un jeune homme paralysé des extrémités inférieures, fut trouvé étendu sur le pavé, selon toute vraisemblance, après une chûte de 10 pieds de haut sur la nuque. Le lendemain le patient se plaignit de douleurs de tête, de roideur dans la région cervicale, d'oppression. Le soir du deuxième jour, comme il se levait pour boire, survinrent quelques mouvements convulsifs ; et il mourut aussitôt.

A l'autopsie, on trouva : des épanchements sanguins assez considérables sous la peau de la tête et entre les muscles de la nuque, une luxation de la dernière vertèbre cervicale, sur la première dorsale qui était fracturée, *sur la face antérieure du sternum, pas trace d'aucune lésion ;* sur la face postérieure, fracture de l'os oblique en haut et à gauche, située à l'union de sa partie inférieure et de sa partie moyenne. Il n'y avait aucune disjonction des fragments, solidement et complètement réunis en avant. Epanchement sanguin considérable dans le médiastin antérieur et sur la surface externe du péricarde. Cœur et poumons sains.

Obs. V. — *Fracture du sternum par chute sur la tête,* par M. Thoviste, externe de M. Létiévant, (Salle St-Louis, n° 90).

Un homme de 49 ans, d'une bonne santé antérieure, fort, vigoureux, fut apporté le 16 février 1880, dans le service de M. Létiévant. Il était tombé deux jours auparavant d'une voiture, et le coup avait porté su.' la partie postérieure de la tête. Au moment de la chute, il avait ressenti une douleur profonde à la région sternale et dans toute l'étendue de la poitrine. Crachements de sang dans la soirée du 13, jour de l'accident.

A son entrée à l'hôpital, on constate une déformation un peu au-dessus de la partie moyenne du sternum. En allant de haut en bas on sent l'espace interclaviculaire, puis, à 6 centimètres plus bas une dépression, suivie d'une saillie qui peut avoir un centimètre de hauteur. La face antérieure du sternum se continue de là, jusque vers l'appendice xyphoïde sans déformation. Douleur à la pression sur la partie supérieure déprimée du sternum. Contracture des deux muscles sterno-cléido-mastoïdiens. Difficulté éprouvée par le malade pour se lever, bouger la tête. Douleur par la pression à hauteur de la nuque. Dypnée intense.

La réduction se fait en plaçant horizontalement le malade sur une table. Un aide place ses deux points sous le dos entre les deux omoplates. Un 2e aide renverse le menton en arrière, un 3e presse légèrement sur le corps du sternum. Pendant ce temps le chirugien avec ses deux pouces presse de haut en bas sur le bord supérieur du fragment inférieur. Réduction facile, sans douleur ni anesthésie. Un chiastre et un tampon de coton sur le sternum maintiennent la réduction.

Aussitôt disparition de la gêne respiratoire. Le malade est placé dans une gouttière Bonnet, la tête légèrement renversée en arrière, avec défense de faire aucun mouvement.

Le 25, on enlève le chiastre qui est remplacé par un sac de plomb de 800 gr. placé sur le corps du sternum.

Le 35e jour après la réduction, le malade sortait parfaitement guéri.

Nous avons rapporté en entier ces observations comme exemples de traumatismes ayant agi sur les deux extrémités de la colonne vertébrale, et tous par flexion forcée du tronc en avant. Il nous reste à indiquer le mécanisme de leur production.

Ce mécanisme des fractures par flexion forcée est parfois difficile à démêler; mais peut-être les considé-

rations anatomo-physiologiques que nous avons expo-
sées au commencement de ce travail, permettront-elles
de l'éclaircir sur certains points, et là est peut-être la
justification de leur longueur. De plus, pour mieux
nous rendre compte de leur mode de production, nous
avions procédé à des expériences cadavériques qui,
nous devons l'avouer, ont été négatives pour plusieurs
raisons : 1° Nous n'avons pas eu à notre disposition les
moyens nécessaires pour élever les sujets à une hauteur
suffisante, et les précipiter sur le sol ; 2° les sujets sur
lesquels nous opérions étaient généralement trop
jeunes, et il eut été préférable d'agir sur des sujets âgés
ayant des cartilages ossifiés ; 3° les forces, dont nous
disposions, n'étaient point suffisantes pour produire une
flexion forcée du tronc. Bien que nous n'ayons pu obtenir ces fractures, notre opinion n'en est pas moins
formée, car à chaque expérience le sternum fixé à ses
extrémités devenait saillant, fortement convexe, se
tassait selon l'expression de Malgaigne, et, il est probable que si nos efforts eussent été suffisants, nous
l'aurions vu céder dans sa partie la moins résistante.

Dans de pareilles conditions expérimentales, nous
avons dû nous adresser aux auteurs qui se sont occupés
de ce mécanisme, et ce sont leurs théories que nous
allons rapporter. Malgaigne admet, sans l'expliquer,
l'influence de la flexion forcée du tronc. C'est ce mécanisme qui nous paraît le plus vraisemblable ; pendant
le mouvement de flexion de la colonne vertébrale, les
côtes supérieures et inférieures qui offrent une direction convergente à leur insertion sur le sternum, agis-
sent en sens inverse.

En haut, la première côte est à peu près la seule qui, par sa direction et sa résistance, soit capable de transmettre efficacement la pression ; pendant la flexion forcée du tronc, elle tend donc à immobiliser l'extrémité supérieure du sternum, ou même à la porter en bas et en arrière, tandis que les autres côtes sternales et principalement les cinq dernières tendent à porter la seconde pièce en avant et en haut. Cette action antagoniste des côtes rend compte du siège des ruptures du sternum, par flexion forcée du tronc, qui occupent le plus souvent l'articulation sternale supérieure ou la partie supérieure de la seconde pièce. Elle donne en même temps, la clef et la direction du déplacement qui, dans ces sortes de cas, est toujours le même, qu'il y ait luxation ou fracture : le fragment inférieur tend à se porter en avant et en haut.

M. Maisonneuve a montré qu'une fracture de la colonne vertébrale, au milieu de la région dorsale, favorise également le déplacement des pièces du sternum, parce que la tige dorsale en se fléchissant, transporte sur le sternum une partie du choc qui lui était destiné. Mais, dans les chutes sur l'extrémité supérieure, les fractures de la colonne se produisent de préférence sur la région cervicale, et dans les chutes sur l'extrémité inférieure, la lésion siège plutôt à la limite de la région dorsale et de la région lombaire, comme le montrent les travaux de Chedevergne, (*Des fractures indirectes de la colonne dorso-lombaires,* 1869) de D. Mollière (*Recherches expérimentales et cliniques sur les fractures indirectes de la colonne vertébrale, Lyon-Médical,* 1872) et de Bellemère (Thèse de Paris,

1877 : *Considérations sur les fractures indirectes de la colonne vertébrale*).

M. Gurlt émet une opinion un peu différente de celle de Malgaigne ; aussi sommes-nous obligé de la rapporter textuellement dans la crainte de dénaturer sa pensée. « Le mécanisme de la formation des fractures du sternum, résultant de la chute d'un lieu élevé, semble être le même que dans la plupart des cas de fracture des vertèbres, c'est-à-dire consister dans une flexion du tronc en avant ou en arrière, qui suit de près la chute du corps sur la tête, le dos, les reins, le sacrum ou les pieds. Dans cette flexion, la production de la fracture est vraisemblablement favorisée par ce fait qu'il est en quelque sorte exercé sur le sternum une traction en sens contraire par les parties du thorax qui supportent et fixent cet os, à savoir : d'une part, les clavicules et les côtes supérieures, ainsi que les muscles qui s'insèrent à l'extrémité supérieur du sternum, et d'autre part, les côtes inférieures et les muscles qui s'insèrent à ces côtes et à l'extrémité inférieure du sternum. Par suite de cette disposition, l'os se fracture dans sa partie relativement faible, c'est-à-dire à l'union du manche et du corps, ou plus bas. » Pour l'auteur allemand, le mécanisme se rapproche beaucoup de celui de Malgaigne en ce qu'il considère bien le sternum comme pressé entre deux forces antagonistes qui tendent à le tasser, mais il y ajoute deux facteurs nouveaux : la contraction musculaire et la fixation supérieure par les clavicules.

M. Maisonneuve (*Recherches sur la luxation du sternum*) fait jouer un rôle considérable à la clavicule, que le choc ait eu lieu sur une extrémité ou sur l'autre. Dans la chute sur l'extrémité supérieure, il semble admettre qu'il faut nécessairement que l'épaule porte ; alors le scapulum, touchant le sol le premier, rencontre une résistance qu'il transmet, au moyen de la clavicule, à la partie supérieure du sternum qui se trouve ainsi fixé supérieurement. D'autre part, les côtes transmettent à la partie inférieure de cet os la pression énorme du poids du corps, accrue de toute la vitesse qu'il acquiert en tombant d'un lieu élevé. Ainsi pressé entre deux forces antagonistes et puissantes, le sternum cède dans le point le plus faible. Alors cet os, naturellement convexe en avant, se courbe encore davantage et cède dans le point le plus culminant de cette convexité, qui est ordinairement le niveau de l'articulation des deux premières pièces ou un peu plus bas au-dessous de l'articulation.

Ce mécanisme est difficilement acceptable, car dans la chute sur l'extrémité inférieure comme dans le cas de violence agissant verticalement sur l'extrémité externe de la clavicule, cette dernière est attirée dans la direction de l'abaissement forcé du moignon de l'épaule, et ne transmet aucun choc du sternum. De plus, quand la violence agit de dehors en dedans, la clavicule a de grandes chances de se fracturer plutôt que de rompre le sternum ; dans le cas de Maisonneuve, il y avait une fracture de la clavicule qui ne nous paraît être qu'une simple coïncidence.

Peut-être viendra-t-on, avec Pirotais (*Gazette des Hôpitaux*, p. 1004), Rivington et quelques autres chirurgiens, nous objecter la pression exercée par le menton en s'appuyant sur le manubrium ? Cette explication ne pourrait être à la rigueur admise, que dans les cas de chute sur la tête, et non sur le bassin; mais on ne trouve guère, dans les observations, de trace de contusion du menton, trace qui ne devrait pas manquer dans cette circonstance. Pour qu'il en soit ainsi, nous aurions aussi une certaine difficulté à admettre cette pression du menton, tant les conditions de position, d'intensité traumatique qui en détermineraient l'accomplissement, sont difficiles à réaliser.

Il est un point sur lequel nous devons tout particulièrement insister, nous voulons parler du déplacement des fragments. Des raisons anatomiques faciles à saisir, nous expliquent comment le déplacement du corps du sternum se fait très-rarement en arrière, et le plus souvent en avant. Les côtes sont, relativement à la colonne vertébrale, disposées de telle manière que, dans les mouvements d'élévation, leur extrémité antérieure mobile s'éloigne du rachis, où se trouve fixée leur extrémité postérieure, c'est-à-dire se porte en avant, tandis que dans les mouvements d'abaissement cette extrémité antérieure se rapproche de la colonne vertébrale et se porte en arrière. Le sternum attaché à cette extrémité antérieure, doit en suivre tous les mouvements ; or, dans le chevauchement des deux pièces, les deux premières côtes s'abaissent, et par conséquent entraînent en arrière la pièce sternale qui y est annexée, tandis que les côtes inférieures s'élèvent et portent en avant le corps de l'os. L'abaissement des pièces sternales est donc essentiellement lié à leur propulsion en arrière, et leur élévation à leur propulsion en avant. On com-

prend que ces déplacements ne pourront être modifiés
que sous l'influence de causes directes, agissant avec
énergie pour contre-balancer cette liaison naturelle.
C'est ainsi qu'un coup violent, porté sur la pièce inférieure pourrait la pousser derrière la supérieure, en
faisant plier les côtes qui la supportent, ou bien en
les brisant; mais ce ne peut être là qu'un cas excep-
tionnel.

Dans une étude publiée dans le *Progrès Médical* du
24 janvier 1880, M. Ch. Féré a étudié tout spécialement les fractures consécutives aux chutes sur le siège ;
c'est en faisant des expériences cadavériques sur les
fractures du bassin qu'il s'aperçut qu'il pouvait y avoir
simultanément fracture du sternum. Nous ne pouvons
mieux faire que de rapporter ces expériences. (Fractures expérimentales du bassin par chute sur le siège.
Bull. sociét. anat. 1877, p. 437) « Les membres inférieures fixés dans l'extension complète sont relevés par
un lien attaché autour du cou sur la face antérieure du
tronc, avec lequel ils forment un angle aigu. Le sujet
est ensuite élevé par une poulie, à l'aide d'une corde
passant circulairement au-desous des aisselles, jusqu'à
cinq mètres du sol environ ; le cadavre étant disposé
pour que les ischions soient bien saillants et autant que
possible sur le même plan, alors on le laisse tomber
brusquement. Dans plusieurs cas il y eut manifeste-
ment une fracture transversale située immédiatement
au-dessous de l'articulation de la deuxième côte.
En avant, le périoste était rompu et il existait une
saillie anguleuse, s'exagérant quant on fléchissait
fortement le cou et le tronc. » Dans un cas de Che-

vance, (1) les pieds seuls avaient touché le sol et avaient suffi pour produire une fracture. Ces expériences par précipitation de M. Ch. Féré sont des plus éloquentes, et prouvent d'une façon péremptoire combien la flexion est favorable à la production des fractures sternales.

En effet, le sujet venant dans cette position tomber sur ses ischions, nous admettons avec M. Féré, que la moitié inférieur du tronc reste immobile arrêtée par la résistance du sol, tandis que là moitié supérieure continuant le mouvement de descente, fléchit forcément la colonne dorso-lombaire et la fracture se produit.

Cruveilher, à propos d'un cas présenté à la société anatomique du mois de juin 1826, avait émis l'idée que, dans les cas de chute sur le siège, la contraction musculaire jouait le principal rôle dans la production de fracture du sternum ; aujourd'hui cette manière de voir n'a plus raison d'être, puisque la chute suffit dans les expériences de M. Féré pour produire la rupture du sternum sur le cadavre. Mais est-ce là un mécanisme à part, différent de celui qui produit les fractures dans les chutes sur l'extrémité céphalique ? Nullement, car le bassin venant à frapper violemment le sol, le reste du tronc est encore animé d'une certaine vitesse imprimée par la chute, et le résultat suivant que la tête sera en avant ou en arrière de la verticale passant par le point qui a frappé le sol, sera une flexion ou une extension forcée de la colonne vertébrale.

De cette étude on peut conclure, et les faits cliniques le prouvent, que la fracture indirecte du sternum est

(1) *Union médicale*, 1850, p. 6.

possible par flexion forcée, chaque fois qu'une force tend à pousser les mouvements du rachis au-delà de la limite physiologique, par suite d'un traumatisme de l'une ou l'autre extrémité.

Le mécanisme des fractures par renversement ou par extension forcée de la colonne vertébrale, a également soulevé de nombreuses contradictions parmi les auteurs qui s'en sont occupés : pour les uns, la solution de continuité se ferait par traction longitudinale, et serait le fait des muscles du cou et de l'abdomen, tirant en sens contraire, pour les autres, ce serait probablement par suite de l'écartement forcé des côtes supérieures et inférieures entraînant l'une et l'autre extrémité du sternum. Barrau dans sa thèse inaugurale avait déjà bien saisi ces divergences, à propos du cas de David, dans lequel un homme tombant du haut d'un bâtiment, fut arrêté dans sa chute par une barre de fer, qui le toucha au milieu de la colonne vertébrale : le sternum fut fracturé, quoiqu'il n'eut pas été frappé. Le mémoire de Sabatier sur les fractures du sternum, lu à l'Institut le 26 Germinal an V, n'avait-il pas soulevé les mêmes controverses ? Laissons pour un instant la parole à Barrau qui les résume en ces termes : « On a expliqué son mécanisme, en disant que le milieu du dos porta sur cette barre : à la faveur de ce point d'appui, le malade contracta vivement les muscles du cou et du bas-ventre, et le sternum tiré par ses deux extrémités se rompit transversalement. Mais il me semble que c'est gratuitement qu'on a fait jouer le rôle principal à l'action

musculaire, et on pourrait en donner une explication
plus simple et plus naturelle : car, que dut-il se passer
dans cette chute ? Le dos appuya sur la barre, et tandis que la colonne vertébrale était courbée d'arrière
en avant, le sternum devenait concave, sa ductibilité
était vaincue, et il se rompait dans le point qui offre le
moins de résistance, c'est-à-dire à l'union de la première
avec la deuxième pièce. »

Aujourd'hui sommes-nous plus avancé pour l'interprétation de ces faits ? Nous n'osons répondre par l'affir-
mative, et notre rôle se bornera à exposer les nouvel-
les observations que nous avons receuillies, et à signaler les différentes opinions émises à leur sujet.

Obs. VI. — *Fracture du sternum par extension forcée de la
colonne vertébrale*, par Rollande, médecin à Château-
Renard, (Bouches-du-Rhône). *Bulletin thérapeutique* t. IV
1834 p. 288).

Marie Vachet, âgée de 63 ans, douée d'une forte constitution,
en arrangeant en berceau une treille de trois mètres de hauteur,
se laissa tomber en arrière, frappa du dos sur le rebord d'une
banquette, et resta là étendue sur le sol. J'étais absent lors de
sa chute ; lorsque j'arrivai, je trouvai cette femme couchée sur
le côté droit et la tête fléchie sur la poitrine ; en portant la main
sous le menton, je découvris aussitôt une fracture transversale
du sternum, située vers sa partie moyenne : l'enfoncement du
fragment supérieur était assez considérable. De prime abord, je
crus qu'on s'était trompé sur la manière dont la chute avait eu
lieu, d'autant mieux que la malade ne pouvait donner aucun détail.

Inciser les parties molles et relever le fragment supérieur avec
un élévatoire n'eut pas été accepté. Je restai donc quelque temps
à réfléchir sur la marche que j'avais à suivre : il me vint dans
l'idée de tenter la réduction par une contre-extension. En renver-
sant le tronc sur la colonne vertébrale, ne pouvais-je pas faire
une contre-extension capable de ramener les deux fragments en

regard? Je voulus en faire l'essai ; je fis coucher la malade sur le ventre ; je passai mon bras sous l'épaule et sous le cou, et je vins fixer ma main sur l'épaule opposée ; ensuite, pendant que je relevai la partie supérieure du tronc, j'appuyai fortement l'autre main sur la colonne dorsale. Après quelques instants, j'eus la satisfaction de voir que mes efforts n'avaient point été inutiles, et que la fracture était parfaitement réduite.

OBS. VII. — *Fracture du sternum par extension forcée*, par ROUX, médecin à l'hôpital Cochin. (*Gazette Médicale* 1842, p. 368) (résumée).

Un peintre badigeonnait les murs d'une église ; il tomba d'une hauteur de vingt-cinq pieds, le corps en supination et en travers, sur un banc. Il y eut, dans le choc, fracture de la quatrième vertèbre dorsale, puis une telle distension aux deux extrémités du sternum, que la première pièce s'est détachée complètement de la deuxième ; cette dernière fut refoulée en avant par les côtes, qui subirent ainsi un mouvement de propulsion. Fracture de la quatrième vertèbre dorsale.

A l'autopsie on reconnut parfaitement une fracture en travail de consolidation.

OBS. VIII. — *Fracture du corps du sternum par redressement du tronc*, par Ch. FÉRÉ. (*Progrès Médical*, 24 janvier 1880, p. 62).

Pir..... Charles, maçon, âgé de 35 ans, est entré le 10 novembre 1879 dans le service de M. Broca, à l'hôpital Necker (n° 52, salle Saint-Pierre).

Il était tombé le matin de quatre mètres de haut, le dos sur une poutre assez élevée pour que la tête fortement renversée en arrière n'ait pas touché le sol. Le lendemain matin, on le trouve assis sur son lit, la tête fortement inclinée en avant ; il se plaint de douleur dans le dos, dans le cou et dans la poitrine, surtout quand il respire ou quand il cherche à se redresser.

La douleur du dos est facilement localisée, c'est l'apophyse épineuse de la douzième dorsale qui est sensible, elle est en même temps un peu tuméfiée ; c'est sur ce point qu'a porté le choc direct. Toute la région de la nuque est douloureuse sans localisation précise ; les mouvements d'inclinaison latérale et de rotation sont possibles, mais le malade ne peut pas relever le menton qui est porté en avant en même temps que fléchi. A la partie postérieure du cou, on distingue à peine la saillie de la proéminente et la région forme une sorte de méplat ; aussi, bien n'y ait aucun trouble sensitif ni moteur (le malade se tient bien sur ses jambes), on se demande s'il n'y a point quelque lésion de la colonne cervicale qui donnera l'explication de la déviation et des douleurs ; le malade est maintenu au repos absolu.

Le 12, la douleur du cou a sensiblement diminué, c'est à peine s'il s'en plaint ; mais la douleur thoracique est restée la même et devient plus distincte, elle est exaspérée par les mouvements respiratoires, par les moindres efforts surtout s'ils tendent à redresser la tête : le malade désigne lui-même le point où il souffre le plus. Il n'existe aucune déformation, mais lorsqu'on presse avec le doigt sur le sternum, au niveau des bords inférieurs des troisièmes cartilages, sur une ligne transversale qui irait d'un espace intercostal à l'autre, on provoque une douleur extrêmement vive, que l'on reproduit encore au même point en appuyant fortement à quelque distance au-dessus ou au-dessous ; on ne perçoit pas de crépitation, même avec le stéthoscope, mais personne ne doute plus qu'il y ait une fracture transversale du sternum ; quelques personnes ont même cru sentir une sorte de sillon transversal, mais c'est là un point douteux. Il n'existe aucun autre point douloureux sur le thorax. Un bandage de diachylon fortement serré soulage immédiatement la douleur.

La gêne de la respiration décrut peu à peu, mais la douleur locale persistait encore lorsque le malade quitte l'hôpital le 30 novembre, vingt jours après son entrée ; les mouvements d'extension de la tête étaient encore douloureux et on sentait au niveau de la fracture une tuméfaction diffuse.

Obs. IX. — *Fracture de la 1re pièce du sternum par extension forcée du tronc*, recueillie par le docteur LEVRAT, agrégé de chirurgie à la Faculté de médecine de Lyon.

Un homme, âgé de 45 ans, vigoureux, marchand de charbon, chargeait des sacs sur une voiture, lorsqu'il tomba à la renverse au premier échelon. Le dos porta alors sur le sac qui se trouva placé entre le corps et la terre.

Le malade déclare avoir ressenti une sensation douloureuse en avant de la poitrine et avoir entendu un léger craquement. Il localise la sensation au bas du cou.

Il chercha à se relever, mais ne put se servir des bras dont les mouvements provoquaient une vive douleur dans la région où il avait ressenti le craquement.

Les mouvements respiratoires étaient douloureux, la respiration était pénible et uniquement diaphragmatique ; le malade immobilisait la partie supérieure du thorax comme dans l'effort ; il accusait à la base du cou un sentiment de constriction, en même temps qu'il y avait une véritable dyspnée.

Les symptômes dyspnéiques inquiétèrent à un tel point le docteur qui fut appelé après l'accident, que, constatant une déformation de la partie antéro-supérieure du thorax, il craignit une compression de la trachée et songeant à la possibilité d'une trachéotomie fit appeler M. Levrat.

Le malade était assis, la face congestionnée, les yeux brillants, couvert de sueur, les bras et le thorax immobilisés par la contraction musculaire.

On trouva à l'examen direct une fracture du sternum caractérisée par l'enfoncement de la première pièce de cet os, encore fixée à la clavicule et à la première côte, et par une saillie formée par le fragment inférieur.

La partie fracturée n'avait que un centimètre et demi à deux centimètres de hauteur, et la saillie formée sous la peau formait une arête vive. La pression à ce niveau était douloureuse.

Pas de crachats sanglants, pas de bruit trachéal. La respiration s'entend dans tout le poumon. Le malade était encore très ému.

Les essais de réduction ayant été infructueux, on laissa le malade au repos en lui donnant une potion calmante. Les phénomènes inquiétants disparurent spontanément.

Deux mois après son entrée à l'hôpital, il existait en haut du sternum une saillie arrondie, assez volumineuse, mais non douloureuse et qui n'avait pas empêché au malade de reprendre son travail.

Quel est le mécanisme de ces fractures? Pour les chutes sur le dos, on a accusé l'action musculaire, et

Cruveilher leur applique la même théorie qu'aux fractures produites par une chute sur les fesses. L'étude attentive des faits nous a conduit à d'autres conclusions. Dans quelques cas très-rares, le sujet étant tombé sur le dos, la fracture a lieu sans chevauchement, peut-être même avec un léger écartement des fragments ; il semble, en effet, qu'elle s'est produite dans une flexion forcée du tronc en arrière, qui a soumis le sternum à une distension violente ; seulement on peut douter si la rupture est bien le fait des muscles tirant en sens contraire, ou de l'écartement forcé des côtes supérieures et inférieures, entraînant avec elles l'une et l'autre extrémité du sternum.

Gurlt admet bien ces fractures par extension forcée du tronc, mais il les attribue exclusivement à l'action musculaire. Voici à ce sujet sa façon d'apprécier leur production : « Ce mécanisme est encore plus évident quand, comme cela a été observé dans plusieurs cas, le tronc du malade est fléchi en arrière dans la chute d'un lieu élevé, le dos portant sur un mur, sur le dossier d'un banc, sur une grille. C'est d'une façon assez analogue, c'est-à-dire par flexion forcée du tronc en arrière, que se produisit une fracture transversale du sternum, chez cet individu qui, assis sur une haute voiture, voulut passer sous une porte-cochère trop basse ; il en fut de même chez un autre malade, atteint de maux de reins à la suite d'une prétendue distorsion des vertèbres, et qu'un charlatan entreprit de guérir, en lui faisant exécuter de violents mouvements de flexion et de redressement. »

Ces faits semblent éclairer le mécanisme de ces frac-

tures par extension forcée du tronc, et nous montrent
qu'il y a non-seulement contraction musculaire, mais
écartement des arcs osseux. Le sternum se rupture
alors par un mécanisme analogue à celui d'un bâton
brisé sur un genou, mais nous admettons que ces deux
facteurs nous paraissent agir en général simultanément.
De ces observations, nous devons en tirer quelques conclusions : qu'un individu vienne à tomber en arrière, la
colonne vertébrale rencontrant un point résistant sur
lequel elle vienne se plier, le corps renversé en arrière,
si le sternum se fracture seul ou avec les vertèbres
dorsales, il se fracturera par le mécanisme du bâton
brisé. Vers le trait de fracture, il n'y aura pas chevauchement des fragments, mais même dans quelques
cas écartement et le doigt pourra s'insinuer dans le
foyer de la fracture et parfois aller sentir les battements
de l'aorte (Obs. Ire de Lafond).

γ. — Fractures par causes multiples

Il existe une dernière catégorie d'observations où la
fracture a eu lieu par suite d'un concours extraordi-
naire de causes, sans qu'il soit possible de faire la
part de chacune d'elles. Ainsi, dans un cas rapporté
par M. Cassan (*Archives médicales*, 1827, t. XIII,
p. 82), la fracture avait été produite par une chute
d'un troisième étage, sur les pieds d'abord, sur le dos
ensuite. MM. Manoury et Thore (*Gaz. médicale*, 1842,
p. 360) ont cité un fait analogue : c'était un carrier
tombé d'une hauteur de douze à quinze mètres sur les

pieds d'abord ; et, par une deuxième impulsion, il y avait eu renversement en arrière sur le dos et la tête. Nous trouvons dans un journal anglais (*Medico-Chir. Rewiew*, 1832, t. XX, p. 536) l'histoire d'un jeune homme de 22 ans, entré en 1832 à l'hôpital Saint-George ; la fracture avait été produite cette fois par une chute du haut d'une voiture de foin, la tête en bas ; sans doute la tête en touchant le sol était déjà fléchie en avant, puisqu'après l'accident elle conservait cette position. Enfin, nous terminerons ce chapitre par l'observation suivante empruntée à Roux :

Obs. X. — *Fractures nombreuses et comminutives.— Fractures multiples. — Mort. —* Par Roux *(Gazette Médicale,* p. 368, 1842).

Un carrier dans la vigueur de l'âge, d'une constitution athlétique, en descendant au moyen d'une échelle verticale, au fond d'une carrière, tomba sur un échaffaudage de la hauteur de douze à quinze mètres ; les pieds supportèrent tout le choc, puis dans une deuxième impulsion, il y eut renversement en arrière sur le dos et la tête.

Le résultat de cette chute en deux temps fut : 1° un broiement des deux calcanéums ; 2° une fracture de la colonne vertébrale ; 3° une fracture du côté gauche; 4° enfin, une fracture oblique de la deuxième pièce du sternum sans lésion de la peau.

Deux jours après son entrée à l'hôpital, le malade succomba aux suites de l'inflamation cérébrale et l'autopsie vint confirmer le diagnostic de fracture par causes multiples. La disposition des deux framents était telle, que le fragment inférieur taillé en biseau aux dépens de la face postérieure était appuyé sur le biseau du fragment supérieur. Il y avait en même temps, fracture du corps des première et deuxième vertèbres dorsales et de l'apophyse épineuse de la septième cervicale.

Dans l'histoire de ces fractures pour causes indirectes, il est un fait important qu'il ne faut pas perdre de vue, c'est que, épuisant nécessairement une grande partie de leur action dans les organes qu'elles doivent traverser pour arriver au sternum, ces causes ne peuvent produire la fracture qu'autant qu'elles ont une intensité extrême, et par conséquent déterminent dans les parties voisines des désordres considérables. Les causes directes, au contraire, peuvent amener le même résultat sans complication, et sans exiger cependant des traumatismes aussi considérables.

En résumé, il est un certain nombre de cas où l'on ne peut pas préciser le mode de production de la fracture, sans s'exposer à de graves erreurs de mécanisme, car on ne saurait d'une façon unique de procéder, tirer une conclusion pour la pratique, où les fractures sont remises le plus souvent au hasard des accidents.

TABLEAU SYNOPTIQUE DES CAS
Cités par GURLT

DE LÉSIONS DU STERNUM
(Traduit de l'ouvrage allemand)

NUMÉROS D'ORDRE	OBSERVATEUR	MALADE	SIÉGE DE LA LÉSION	CAUSE DE LA LÉSION	COMPLICATIONS	TERMINAISON
1	Duverney.	Homme.	Diastase entre la 1re et la 2e pièce du sternum, avec plaie.	Chute d'une grosse pierre sur la poitrine.	Rupture des poumons et du cœur.	Mort instantanée.
2	Aurran.	Homme.	Diastase entre la 1re et la 2e pièce.	Chute, le dos sur un mur.	Fract. des 11e et 12e vertèb. dors.	Guérison, 12 jours.
3	Aurran.	Homme.	Id.	Chute d'une échelle sur la poitrine.		Guérison, 20 jours.
4	Sabatier.	Homme, 60 ans.	Id.	Chute dans une fosse profonde.		Mort, 8 jours.
5	Roux.	Homme.	Id.	Chute en avant, en travers, sur un banc.		Mort, 40 jours.
6	Roux.	Homme.	Id.	Chute d'un cinquième étage.	Fracture de la 7e vertèbre cervic.	Mort bientôt.
7	Thillaye.		Id.		Fracture de la clavicule et de l'omoplate gauche.	
8	Maisonneuve.	Homme, 42 ans.	Id.	Chute de 42 pieds de haut.	Fracture du sacrum; diastase du bassin; fract. de la 12e vertèbre dors., des 7e et 8e cartil. cost.; déchirure sup. du foie.	Mort bientôt.
9	Drache.	Homme jeune.	Id.	Chute dans une cave. Enseveli sous du bois, le malade se fractura le sternum dans les efforts qu'il fit pour se dégager.		Mort bientôt.
10	Malgaigne.	Homme.	Id.	Chute, la poitrine sur le bord d'une barque.		Guérison.
11	Chevance.	Homme, 60 ans.	Id.	Chute sur les pieds, les genoux fléchis.	Fract. du 2e cartil. cost. gauche.	Guérison, 1 mois.
12	(Pensylvania Hosp.)	Homme, 21 ans.	Id. (partielle).	Chute d'une lourde caisse sur la nuque.		Guérison.
13	Lücke.	Femme.	Diastase entre la 1re et la 2e pièce,	Chute du haut d'une échelle.		Guérison.
14	Casper.	Homme, 30 ans.	Id.	Chute dans un four à chaux.	Fract. de la 3e vertèb. cervicale.	Mort, 3 heures.
15	Reed.	Homme.	Id.	Coup de pied d'une mule.	Fracture des 2e et 5e cartil. cost. droits, des 2e et 4e cartil. cost. gauches; fract. de la clavicule, du crâne; rupture de la rate.	Mort, 30 heures.
16	Roux.	Homme, 48 ans.	Id.	Chute de 4 mèt. de haut, sur le dos.	Fracture de la 5e vert. cervicale.	Mort, 5 jours.
17	Curling.	Homme, 45 ans.	Id.	Chute sur le pont d'un vaisseau.	Fract. de la 7e vert. cerv. fract. du crâne.	Mort, 6 jours.
18	Maisonneuve.	Homme, 27 ans.	Id.	Chute de 40 pieds de haut.	Fract. de la 7e vert. cervic., des 3e, 4e et 5e dorsales; fract. de la clavicule.	Mort, 6 semaines.
19	Lawrence.	Homme, 37 ans.	Id.	Chute sur le dos.	Fract. des 7e et 8e vert. dorsales; fract. de l'acetabulum; luxation du fémur.	Mort, 12 jours.

NUMÉROS D'ORDRE	OBSERVATEUR	MALADE	SIÈGE DE LA LÉSION	CAUSE DE LA LÉSION	COMPLICATIONS	TERMINAISON
20	Pitha.	Homme, 48 ans.	Entre la 1re et la 2e pièce (partielle).	Écrasé entre 2 tampons de wagons.	Fr. de la 2e à la 10e côte, les fract. de la 2e à la 6e étant doubles; luxation dans l'articulation des 2e et 3e cartilages cost. avec le sternum.	Mort, 6 jours.
21	Maiden.	Homme, 34 ans.	Entre la 1re et la 2e pièce.	Poitrine transpercée par un timon.	Fract. de côtes multiples.	Guérison, 9 sem.
22	Middeldorpf.	Homme, 37 ans.	Id.	Chute d'un deuxième étage.	Fracture du 3e cartilage costal.	Guérison, 11 sem.
23	(New-York Hosp.)	Homme, 23 ans.	Id.	Choc du timon (?) d'une machine contre la poitrine.		Guérison.
24	id.	Homme, 35 ans.	Id.	Chute par une fenêtre, la poitrine porta sur un angle.	Rupt. des reins.	Mort.
25	id.	Homme, 45 ans.	Id.	Choc d'un bloc de marbre qu'on jetait sur un autre.	Fract. de la clavic. gauche et de deux côtes à droite.	Guérison.
26	id.	Homme, 23 ans.	Id.		Rupt. des poumons et du foie.	Mort.
27	Senator.	Homme.	Fracture n'intéressant pas toute l'épaisseur de l'os, à la hauteur de la 4e côte.	Coup de pied de cheval sur la poitrine.	Épanchement sanguin dans le médiastin.	Mort instantanée.
28	Brotherston.	Homme jeune.	Fracture n'intéressant que la face post. de l'os, entre le 1/3 inférieur et le 1/3 moyen.	Chute d'un lieu élevé.	Fract. de la 1re vert. dorsale.	Mort, 2 jours.
29	Barrau.	Homme, 60 ans.	Fracture longitudinale du sternum.	Écroulement d'un mur.		Guérison.
30	Pauli.	Homme.	Diastase entre la 1re et la 2e pièce, fracture longitudinale du corps.		Autres lésions.	Mort qq. h. après.
31	Tatum.	Homme, 50 ans.	Fracture presque longitudinale du manubrium.	Chute d'un grenier.	Fr. du maxillaire inf., du radius, de plusieurs côtes.	Mort 4 jours.
32	Foucard.	Homme.	Fract. partielle de la surface articulaire du manubrium avec la clavicule.	Chute sous les roues d'une voiture.	Luxation en avant de l'extrémité interne de la clavicule	Guérison, 3 sem.
33	(Recueil de Mém.)	Homme.	Fract. transversale du manubrium.	Chute dans un puits de 5 à 6 mèt. de profondeur.	Fracture de la clavicule et de plusieurs côtes	Mort, 48 heures.
34	Chaussier.	Femme, 24 ans.	Id.	Travail de l'accouchement.		Mort, 17 jours.
35	id.	Femme, 25 ans.	Id.	Id.		Mort, 14 jours.
36	Grando.	Femme.	Id.	Fracture produite en soulevant une corbeille très lourde.		Guérison, 1 mois.
37	Weigel.	Homme, 68 ans.	Manubrium.	Chute du haut d'un arbre.	Fracture de la 6e vert. cervicale; fractures de côtes	Mort, 28 heures.
38	Textor.	Homme, 46 ans.	Id.	Passage sur le corps de la roue d'une voiture chargée.	Fractures de côtes.	Guérison. 21 jours.
39	(St-Thomas Hosp.	Homme.	Id.	Id.	Fract. de la 2e côte droite et de la 5e gauche. Lésions du cœur et du diaphragme.	Mort, 9 heures.
40	(New-York Hosp.)	Homme, 34 ans.	Id.	Chute contre le bord d'un banc.		Guérison.
41	Malgaigne	Homme, 63 ans.	Double fract. du manubrium : 1re, à la surface articl. du st. avec la clav.; 2e, au troisième espace intercostal.		Fract. du 1er cartil. cost. gauche et des 2e, 3e et 5e côtes gauches.	Mort, 33 jours.

NUMÉROS D'ORDRE	OBSERVATEUR	MALADE	SIÉGE DE LA LÉSION	CAUSE DE LA LÉSION	COMPLICATIONS	TERMINAISON
42	(Hzgl. Krankenh. Braunschweig).	Homme.	Double fracture du sternum : manubrium, et à la hauteur du 4ᵉ cart. cost.	Chute sur la nuque et le dos.	Fract. des 1ʳ, 6ᵉ et 7ᵉ vert. cervic.; Fracture de l'os iliaque.	Mort, 13 jours.
43	Dupuid.	Homme, 50 ans.	Double fract. du sternum. Fract. transversale du manubrium. Fract. à la partie inférieure du corps.	Chute d'un troisième étage.	Fracture de la 1ʳ vert. lombaire.	Mort, 23 jours.
44	Costa di Sarda.	Homme, 45 ans.	Triple fracture du sternum : 1ᵉ fr. transv. du manubrium; 2ᵉ fr. entre la 5ᵉ et la 6ᵉ côte; 3ᵉ fr. 1 centim. au-dessus de l'append. xiphoïde.	Chute d'un troisième étage.	Rupt. du péricarde, de l'aorte, des poumons, du diaphragme; fract. de la 5ᵉ vert. lombaire, des 11ᵉ et 12ᵉ vert. dorsales, des côtes, de l'humérus luxation de la clavicule.	Mort instantanée.
45	Siredey.	Homme, 27 ans.	Triple lésion : 1ᵉ fract. transv. du manubrium; 2ᵉ diast. entre la 1ʳ et la 2ᵉ pièce du sternum; 3ᵉ fr. au niveau de la 4ᵉ côte.	Chute d'une lourde caisse.		Mort, 22 jours.
46	Russell.	Homme, 60 ans.			Fract. clavicule et humérus	Guérison, 8 sem.
47	Meck.	Homme, 74 ans.		Passage d'une voiture sur le corps.	Fract. de trois côtes du côté droit.	Guérison, 4 sem.
48	Borthwick.	Homme.	Immédiatement au-dessus de la 4ᵉ côte.	Pressé par un cheval contre une crèche.		Guérison, 7 sem.
49	Hale.	Homme, 38 ans.	Un peu au-dessus de l'appendice xyphoïde.	Jeté sur le bord d'une chaise.		Guérison, 9 mois.
50	Flajani.	Homme, 37 ans.	Au milieu de l'os.	Passage d'une voiture sur le corps.		Mort, 9 jours.
51	Cassan.	Homme.	Fracture transversale.	Saut d'un troisième étage.	Fracture de quelques côtes et cartilages cost. et quelques autres lésions.	Mort.
52	B. Cooper.	Homme, 23 ans.	Vraisemblablement diastase entre 1ʳ et 2ᵉ pièce.	Coup reçu.		Guérison.
53	Rollande.	Femme, 63 ans.	Au milieu de l'os.	Chute sur le dossier d'un banc.	Fract. de l'apophyse épin. de la 12ᵉ dorsale.	Guérison.
54	Pauli.	Homme.	Entre la 2ᵉ et la 3ᵉ côte.	Chute d'un grenier à foin.		Guérison.
55	Id.	Homme.	Entre la 3ᵉ et la 4ᵉ côte.			Guérison.
56	Jobert.	Homme, 43 ans.	11 centim. au-dessous de l'extrém. sup. du sternum.	Malade piétiné par un cheval.		Guérison, 6 sem.
57	(Hôp, Cochin).		Fracture oblique de la 3ᵉ pièce du sternum.	Chute dans une carrière de pierre.	Fract. de la 7ᵉ vert. cervic., de la 1ʳ et de la 2ᵉ dorsale, du crâne, des deux calcanéums.	Mort, 2 jours.
58	Pluskal.	Homme, 60 ans.	Partie inférieure du corps.	Flexion forcée en arrière.	Fract. de la 6ᵉ côte droite.	Guérison.
59	Kleybolte.	Homme, 45 ans.	Entre la 4ᵉ et la 5ᵉ côte.	Chute d'un grenier.		Guérison, 4 sem.
60	Virchow.	Homme, 25 ans.	Entre la 4ᵉ et la 5ᵉ côte.	Timon de voiture frappant en pleine poitrine.		Mort, 8 jours.
61	Middeldorpf.	Homme, 47 ans.	Fract. oblique du corps du sternum.	Le malade avait reçu sur la tête un lourd sac de laine, tombant d'un deuxième étage.	Fract. de la 10ᵉ vert. dorsale, des 3ᵉ et 4ᵉ vert. lombaires, des cinq côtes, de la malléole int.; luxation du pied en dehors.	Mort, 40 heures.
62	Lawrence	Homme, 34 ans.	Fracture transversale, au milieu.	Flexion en arrière en passant sous une porte cochère.		Guérison.

NUMÉROS D'ORDRE	OBSERVATEUR	MALADE	SIÈGE DE LA LÉSION	CAUSE DE LA LÉSION	COMPLICATIONS	TERMINAISON
63	Lawrence.	Homme, 52 ans.	Entre la 3e et la 4e côte.	Le malade fut pris entre le timon d'une voiture et un mur.	Fract. de la 6e côte droite	Guérison.
64	Lloyd.	Homme, 44 ans.	Fract. transvers., juste au-dessus de la 15e côte.	Chute du haut d'une échelle sur une brique.	Diastase des symph. du bassin; fracture du pubis, fract. de la 2e côte gauche.	Mort, 1 heure.
65	Hornby.	Homme, 15 ans.	Fracture transversale, au milieu.	Le malade fut atteint en pleine poitrine et renversé par le timon d'une voiture qui lui passa ensuite dessus.	Luxat. de l'articul. des 4e, 5e et 6e cartilages costaux avec le sternum.	Guérison, 2 mois.
66	Casper.	Homme, cocher.	Fract. transvers. immédiatement au-dessous du manubrium.	Chute de voiture.	Fract. des cinq dernières vraies côtes droites.	Mort bientôt.
67	(Pensylvania Hosp.)	Homme, 21 ans.	Fracture transversale.	Chute d'un troisième étage.		Guérison, 30 jours.
68	Fisher.	Homme, 50 ans.	Fract. oblique au-dessous de l'insertion de la 3e côte.	Chute sur une aire dans une grange. (Chute sur le dos, avec flexion forcée de la colonne vertébrale en avant.		Guérison, 8 sem.
69	Morel-Lavallée.	Homme, 62 ans.	6 centimètres au-dessous de l'extrémité supérieure.	Chute d'une échelle, la tête contre un mur et le dos par terre.		Mort, 2 jours.
70	Ashhurst.	Homme, 37 ans.	Fract. trarsv. un peu au-dessous de l'union du manubrium et du corps.	Une voiture passa sur le dos du malade en pressant sa poitrine contre le sol.	Fract. de la clavicale à son tiers externe; luxation de l'extrém. sternale de la clavicule; fracture du radius à son tiers inférieur.	Guérison, 7 sem.
71	Lee.	Homme âgé.	Immédiatement au-dessous du manubrium.	Le malade fut précipité d'une hauteur considérable par une trappe ouverte.	Fract. de l'humérus, de quelques cartilages costaux.	Mort bientôt.
72	Gillespie.	Homme, 18 ans.	Fract. comminutive vers l'insertion de la 3e côte.	Coup de pied de cheval sur la poitrine et sur la bouche.	Fract. du maxil. infér. à gauche de la symph.; luxat. d'un cartilage costal.	Guérison, 3 m. 1/2.
73	(Lyon 1828.)	Femme, 45 ans.	Fracture du sternum.	Chute insignifiante.	Fract. de la 3e vert. dors.; fract. de côtes; déchirure des artères mammaires.	Paralysie des extrémites infér', mort, 36 heures.
74	Gulliver.	Homme, 40 ans.	Fracture transversale, au milieu.	Chute dans une tranchée.	Fract. du radius, du fémur; déchirure des art. mammaires et du foie.	Mort, 2 heures.
75	Duverney.	Homme.	2e pièce du sternum.	Chute sur une grosse pierre, en jouant à la balle.	Péricarde ouvert; oreillette droite du cœur déchirée en trois ou quatre morceaux.	Mort sur le coup.
76	Dupuytren.	Homme, 41 ans.	A l'union du 1/3 inférieur et des 2/3 supérieurs.	Malade pressé contre un mur par un timon de voiture.	Fract. des 4e, 5e et 6e côtes droites; Lésions du cœur.	Mort, 12 jours.
77	Clarus.	Homme.	Fracture sternale.	Coup de pied de cheval.		Guérison.
78	Malgaigne.	Homme, 43 ans.	A la hauteur de la 5e côte.	Choc d'un timon de voiture.		Guérison.
79	Cuenel.	Homme, 64 ans.	Entre la 3e et la 4e côte.	Malade resté suspendu par l'aisselle en descendant d'un char de foin.		Guérison.
80	(Gazette des Hôp.)	Homme, 32 ans.	Fract. transvers. au 1/3 supérieur.	La fracture se produisit pendant un vomissement.	Cancer de l'estomac.	Mort.
81	Diez.	Femme, 32 ans.	Tiers inférieur.	Travail laborieux de l'accouchem'.		Guérison, 30 jours.
82	Luchetti	Femme, 25 ans.	Tiers supérieur.	Id.		Guérison, 35 jours.

NUMÉROS D'ORDRE	OBSERVATEUR	MALADE	SIÉGE DE LA LÉSION	CAUSE DE LA LÉSION	COMPLICATIONS	TERMINAISON
83	Faget.	Homme.	Fracture sternale.	Flexion forcée en arrière.		
84	Pauli.	Homme, 27 ans.	Au-dessus de la 2e côte.	En levant une brouette pesamment chargée.		Guérison.
85	Billroth.	Homme, 50 ans.	Fract. transversale au-dessous du manubrium.	Chute la tête la première avec un fagot de bois.	Fract. de la 6e vert. cervicale; fract. du radius.	Mort, 54 heures.
86	Liston.	Homme, 32 ans.	Fracture sternale.	Le malade montait sur une grille dont le barreau supérieur se rompit, et il tomba en arrière, la tête sur un tas de fumier	Fract. des 6e et 7e vert. cervicale.	Mort, 4 jours.
87	Aubry.	Homme, 45 ans.	Fracture transversale.	Chute dans une carrière de pierre	Fracture de la 7e cervicale, de la 1re dorsale, du crâne, des deux calcanéums, de la malléole externe.	Mort, 3 jours
88	Hangk.	Homme, 50 ans.	Entre la 2e et la 3e côte.	Le malade fut frappé en plein sternum par le bord d'un tonneau tombant d'un 6e étage.	Fract. des 4e, 5e, 6e vert. dorsales; des 4e et 5e côtes gauches; des 5e et 6e côtes droites.	Mort, 16 jours.
89	B. Cooper.	Femme, 76 ans.	Extrémité supérieure du corps.	Passage d'une voiture.	Fracture des 9 côtes gauches supérieures; fracture de la clavicule.	Mort, 38 heures.
90	Middeldorpf.	Homme, 28 ans.		Le malade fut pris entre les tampons de deux wagons.	Fract. de la col. vertébrale, de l'omoplate, de l'os malaire, des 5 premières côtes gauches.	Mort instantanée.
91	Pyper.	Homme, 25 ans.	Au-dessous du 5e cartilage.	Passage d'une voiture.	Fract. des 6e, 7e et 8e cartilages; rupture du cœur.	Mort, 10 minutes.
92	(New-York Hosp.)	Homme, 36 ans.	Fracture comminutive entre la 2e et la 3e côte.	Chute d'un lourd ballot sur la poitrine.	Fract. d'une vert. cervicale; déchirure du péricarde.	Mort.
93	id.	Homme, 25 ans.	1/3 supérieur.	Chute du haut d'un mât de ocagne sur une barrière.	Lésions de la plèvre, du foie; fract. de cuisse.	Mort.
94	id.	Homme, 30 ans.	Milieu de l'os.	Chute sur le bord d'un banc.		Guérison.
95	id.	Homme, 48 ans.	Corps de l'os.	Chute d'un échelle, de 30 pieds de haut.		Guérison.
96	id.	Homme, 52 ans.	1/3 supérieur.	Enseveli par un éboulement.		Guérison.
97	id.	Homme, 45 ans.		Chute d'escalier.		Guérison.
98	id.	Homme, 30 ans.	Entre la 2e et la 3e côte.		Fracture du fémur, du bras.	Mort.
99	Pauli.	Homme.	Double fracture : 1e entre 2e et 3e côte; 2e entre 4e et 5e côte.	Chute du haut d'une maison.		Mort, 16 heures.
100	Middeldorpf.	Femme, 79 ans.	Double fracture dans le corps.	Chute d'un 4e étage sur le pavé.	Fract. des 1re et 2e vert. cervic.; fract. de côtes; lésions des poumons.	Mort bientôt.
101	Vincent.	Femme, 20 ans.	Double fracture transversale.	Passage d'une voiture.	Fract. de toutes les côtes du côté gauche, quelques-unes des deux côtés; fract. clavicule.	Mort, 2 jours.
102	Clarus.	Homme, 60 ans.	Fracture de l'appendice xiphoïde.	Chute sur le bord d'une mesure à grains.		Guérison.
103	Martin.	Homme, 18 ans.	Diastase de l'appendice xiphoïde.	Coup.		Guérison.
104	Billard.	Homme, 19 ans.	Id.	Chute sur le bord d'une barque.		Guérison.
105	Hamilton.	Homme, 28 ans.	Id.	Chute la poitrine sur un chandelier.		Guérison.

CHAPITRE IV

Anatomie pathologique

Si peu fréquentes que soient les fractures du sternum, et si rarement qu'elles se présentent à l'observation du chirurgien, on est aujourd'hui loin du moment où Soranus n'en admettait que deux variétés, elles sont au contraire remarquables par la multiplicité de leurs formes.

Ces fractures, en effet, peuvent être transversales ou obliques, longitudinales, complètes ou incomplètes, uniques ou multiples, esquilleuses, simples ou compliquées, accompagnées ou non de fractures des os voisins ou de lésions des organes contenus dans le médiastin. En un mot, elles peuvent se présenter sous des formes très-diverses.

Des nombreuses variétés que nous venons d'énumérer, les unes sont rares, les autres fréquentes, et c'est par celles-ci que nous allons commencer.

Les fractures transversales sont incomparablement les plus fréquentes. Tantôt le trait de la fracture est nettement transversal, tantôt oblique c'est-à-dire allant d'un espace intercostal à l'espace inférieur de l'autre côté. Les bords de la solution de continuité sont plans ou taillés en biseau ; il peut même arriver que le fragment supérieur présente la forme d'un V dont la pointe pénètre dans le fragment inférieur et détermine un décollement des deux tables de l'os. Un cas de ce genre, rapporté par Chassaignac, (*Bullet. société chirurg.* 1861 pag. 236), manque malheureusement de détails au point de vue du mode de production.

Un point intéressant dans l'histoire de ces fractures transversales, c'est leur siège. Dans le cas de fracture directe, le siège de la légion varie avec le point d'application du choc ; pour les fractures indirectes, le siège est mieux déterminé : ainsi celles qui sont produites par la flexion forcée du tronc sont ordinairement à la partie supérieure de la deuxième pièce ; celles qui se font par extension ou par effort musculaire siègent de préférence sur la première pièce.

Le déplacement des fragments varie aussi suivant le mode de production, rarement il est nul. Dans les fractures directes, le déplacement est déterminé par la direction du traumatisme, et ce n'est qu'extraordinairement que le fragment inférieur, loin de se diriger en avant, va se porter en arrière et plonger dans la profondeur du thorax (cas de Sabatier). Dans les frac-

tures par extension on a pu observer un écartement
suffisant pour permettre de sentir les battements de
l'aorte. Dans celles par flexion forcée où le fragment
inférieur est souvent taillé en biseau aux dépens de sa
face postérieure, le déplacement se fait dans le même
sens que dans la luxation de même origine, le fragment inférieur passant en avant du supérieur et che-
vauchant plus ou moins sur lui.

On lit dans le *Traité de pathologie* de Follin et
Duplay, (t. II, 4e tirage, p. 822) « la fracture occupe
« presque toujours la partie moyenne du sternum,
« jamais on ne l'a vue affecter la partie supérieure
« de cet os. » Nous avons peine à comprendre sur
quelle interprétation de faits peut reposer une pareille
assertion. Malgaigne ne cite-t-il pas trois cas bien
authentiques de fracture de la première pièce du sternum, et auxquels nous pouvons ajouter l'observation
de fracture incomplète de la première pièce, de Petit,
(*Bull. société anatom.* 1875), et pour notre part celle
de M. Levrat. Ces faits suffisent pour démontrer d'une
façon irréfutable l'existence des fractures de la première pièce ; il est cependant à remarquer, que jamais
les fractures par causes directes n'ont été vues affec-
tant la pièce supérieure du sternum, et que tous les cas
précités provenaient des contractions musculaires (cas
de Chaussier et Faget) ou d'un renversement en arrière
(observat. de M. Levrat.)

Les fractures longitudinales sont excessivement
rares, il n'en existe dans la science que quatre cas,
consignés dans le Traité des fractures de Malgaigne :
deux de ces cas appartiennent à Meyer et Krœmer, le

troisième est dû à Ficker, quant au quatrième il est relaté dans la thèse de Barrau. Un maçon espagnol, âgé d'environ 60 ans, fut renversé d'un échafaudage, et entraîné par l'écroulement d'un mur construit sans ciment. Il fut retiré des décombres, où plusieurs gros-ses pierres portaient sur l'un des côtés de la poitrine, présentant une fracture longitudinale. Le trait de la fracture était très apparent, et toute la portion latérale droite était enfoncée d'environ 8 à 10 lignes, et le frag-ment opposé chevauchait tant soit peu sur celui-ci. Depuis lors aucun fait nouveau de fracture longitudi-nale n'est arrivé à notre connaissance, et nous termi-nerons en rapportant intégralement l'observation de Krœmer que nous devons à la traduction de M. Coppéré.

Obs. XI· — *Fracture longitudinale du sternum par contrac-tion musculaire simple ;* citée par J. G. Krœmer, *(Abhand-lüng über die Durchbohrung des Brustbeins*, von Carl-Friederich Closius. *Uebersetzt nebst einem Rurzen Anhang von J. G. Krœmer.)*

Un jeune enfant de 14 ans, dans une bataille avec ses camara-des, ne pouvait se défendre contre eux qu'en s'enfuyant dans un coin, où il pouvait appuyer ses mains aux deux murs, fixer son corps, et se protéger à coup de pieds en arrière. Pendant qu'il faisait cet effort avec les bras pour prendre un point d'appui sur les murs, il ressentit une douleur dans la poitrine, entendit un bruit sourd de courte durée, et perdit bientôt la force de mainte-nir son corps plus longtemps fixé aux murs. Comme les douleurs devinrent dans la suite peu considérables, disparaissant même complètement pendant le repos pour ne reparaître que s'il voulait fortement étendre les bras, il ne s'en inquiéta pas, et garda le secret de son accident.

Cinq ou six semaines après, il pouvait de nouveau, sans grande gène, étendre les bras et dilater sa poitrine ; il ne lui resta rien de sa maladie, si ce n'est une voix en quelque sorte enrouée et un sourd sentiment de douleur derrière le sternum aux changements de temps.

Le malade étudia dans la suite la médecine à Vienne, et, à l'occasion d'une leçon sur les fractures du sternum, il porta son attention sur son propre sternum, et il trouva un cal situé en son milieu et occupant toute la longueur de l'os : il se fit ensuite examiner par ses maîtres, dont l'opinion, partagée par lui, fut qu'il y avait eu en cet endroit une fracture. Krœmer lui même avec Siebold eut l'occasion d'examiner ce malade à Würtzbourg en 1798, et ce dernier n'hésita en aucune façon à se rallier à l'opinion du malade et à accepter la chose comme indiscutablement vraie.

Dans le même ouvrage de Gurlt, nous trouvons une nouvelle observation de fracture longitudinale de Pauli de Landau (*in V. Ammon's Monatschrift für medic. Angenheilk. und Chirurgie.* Bd. I. 1838. § 611). Chez un homme mort quelques heures après son accident et qui, entre autres lésions, avait une fracture du sternum, Pauli trouva le manubrium séparé du corps, et le corps fendu dans toute sa longueur jusqu'au processus ensiformis.

Généralement les fractures par contre-coup ou par action musculaire sont simples, et ne divisent le sternum qu'en deux fragments. Les causes directes produisent quelques fois aussi des fractures simples ; mais fréquemment elles brisent l'os en esquilles ; ou bien à la fracture principale s'ajoutent des fissures plus ou moins étendues; ou enfin le sternum est fracturé en deux endroits différents. Duverney a vu une fracture avec esquilles, suite d'une chûte sur un caillou ; *Pluto* (Journal de médecine militaire, t. I) eut à traiter une fracture avec trois esquilles, déterminée par

un coup de baïonnette ; La Martinière (*Mémoire sur
l'opération du trépan au sternum*, Académie de chirurgie, t. IV, p. 543) une fracture avec quatre esquilles,
par une balle ayant passé derrière le sternum.

Malgaigne déclare ne connaître qu'un cas de fractures multiples par causes indirectes. Aujourd'hui leur
nombre a augmenté et nous pourrions citer le cas de
M. Quenu, présenté en 1877 à la Société anatomique
de Paris, offrant deux traits de fracture bien distincts,
exactement parallèles et se dirigeant de haut en bas
et de droite à gauche. Un cas à peu près analogue,
survenu à la suite d'une chute d'un 3me étage dans la
rue, fut l'objet d'une communication à l'Académie des
sciences par Dupuid (*Archives générales de médecine*,
2° série, t. XI, 1836, p. 423, obs. 12). Costa di Sarda a
signalé un cas de fractures triples du sternum, unique
dans la science (*Gazette des Hôpitaux*, 1853, p. 413),
et rapporté dans l'ouvrage de Gurlt.

Les fractures incomplètes ne nous arrêterons guère,
tellement elles sont rares et nous ne ferons que citer
pour mémoire le cas de M. Petit (*Bull. Sociét. anat.*
t. X, 1875), où le trait de fracture ne devenait réellement manifeste en arrière qu'autant que l'on fléchissait
fortement le sternum du côté de sa face antérieure. Là
est peut-être la cause de leur extrême rareté.

Obs. XII. — *Fracture incomplète du corps du sternum par
choc direct.* — *Mort.* — *Autopsie.* — Par Senator, de Berlin.
(*Allgemeine medic. Central-Zeitung*, 1859, p. 561.)

Un soldat du train fut trouvé étendu mort, sans trace de lésion
extérieure, à quelques pas de son écurie ; vraisemblablement un
cheval, s'échappant de l'écurie, l'avait frappé en pleine poi-

trine. Les seules lésions trouvées à l'autopsie furent les suivantes : la surface interne du sternum présentait, à la hauteur de la quatrième paire de côtes, une fracture transversale incomplète, et, immédiatement au-dessous, entre le sternum et le péricarde, un épanchement sanguin du volume d'un œuf d'oie. Le péricarde lui-même ainsi que les *vasa mammaria interna*, est intact. La surface extérieure du sternum et la peau qui la recouvre étaient également indemnes, seule la face interne était brisée.

Complications des fractures. — Les complications dues au déplacement des fragments se rencontrent plutôt dans les fractures que dans les luxations, et sont plus fréquentes dans les fractures directes. Dans celle-ci le fragment enfoncé peut aller blesser les poumons et déterminer des crachements de sang. Russel (*Obs. et recherches des médecins de Londres*, trad. française, t. 1. p. 287), Flajani (*Collezione d'osservazioni*, t. III, p. 214), et Dupuytren (*Leçons orales*, t. III, p. 215), ont vu des fractures du sternum accompagnées d'emphysème qui se propageait jusque dans le tissu cellulaire sous-cutané.

A côté des déchirures du poumon, les complications les plus fréquentes sont : la compression du ventricule droit, ainsi qu'il en est cité un cas dans J. L. Petit, une déchirure du ventricule droit occupant les 2/3 de son épaisseur (Dupuytren), une rupture complète du cœur. Dans les deux observations de Duverney et Sanson, la lésion non moins grave consistait en déchirure du péricarde et division de l'oreillette droite en 3 ou 4 lambeaux.

Au milieu de ces complications primitives, le tissu cellulaire presternal n'est presque jamais indemne, il s'infiltre le plus généralement de sang, et on peut parfois observer des suppurations secondaires dans le foyer de la fracture, ainsi qu'il en est cité plusieurs observations dans les bulletins de la Société anatomique (Comte, Lionville).

A ces complications immédiates, peuvent s'en ajouter de secondaires (pneumonie traumatique, pleurésie, péricardite, simples ou purulentes), qui ne font qu'aggraver le pronostic de la lésion primitive, car elles peuvent entraîner la mort dans un temps fort court.

Le traumatisme direct, qui produit la fracture du sternum, peut causer en même temps des fractures de côtes, ou de cartilages costeaux, dont le siège n'a rien de déterminé. Dans les cas de fracture indirecte par chute sur la tête, on peut trouver comme coincidence des plaies de la tête, des fractures ou luxations de la colonne vertébrale; quand la chute a lieu, sur l'extrémité inférieure, elle a pu déterminer des fractures du bassin (Féré), de la colonne vertébrale, ordinairement à la limite des régions dorsales et lombaires. Avec les fractures par flexion, on rencontre quelquefois des fractures de côtes qui portent généralement, sur les 6e 7e et 8e, ou leurs cartillages. Enfin, celles par extension forcée ou par chute sur le dos, peuvent s'accompagner de fractures des apophyses épineuses des dernières dorsales.

Par suite de la réduction des fragments, on a pu observer dans la suite, de curieux phénomènes de compression : Roques (*Bull. sociét. anat.* 1870, p. 300) a rapporté un fait dans lequel un des fragments comprimait l'aorte, à trois ou quatre centimètres au-dessus du cœur, et déterminait pendant la vie un bruit de souffle intense.

CHAPITRE V

Symptomatologie

————

Les fractures du sternum sont parfois difficile à reconnaître, parce qu'il survient en peu de temps un gonflement considérable, masquant la maladie, et en déro-
bant la connaissance au toucher. De plus, survenant
dans des conditions excessivement graves, où l'attention du chirurgien est appelée du côté des lésions
multiples et comminutives, soit du crâne, soit du rachis ou de la cage thoracique, il arrive souvent en
cette occurrence, que la fracture du sternum n'a guère
d'importance pour le chirurgien, qui très souvent la
méconnaît. Elle n'est guère alors qu'un épiphénomène et
passe inaperçue devant la gravité des autres lésions.

Nous devons donc, dans ce chapitre envisager la
fracture du sternum, si non en tant que fracture isolée,
du moins en tant que fracture principale, sans nous

occuper des symptômes que peuvent présenter les autres lésions.

On distingue les signes de ces fractures en commémoratifs, rationnels et physiques.

Les premiers se tirent de la hauteur de la chute, de la forme du corps vulnérant, de la force avec laquelle il a agi, des accidents instantanés qui se sont présentés. etc. L'une des malades de Chaussier, entendit un craquement, qui lui fit dire qu'elle s'était rompue, probablement quelque chose dans la poitrine, en même temps qu'elle ressentit une vive douleur à l'endroit de la lésion. Dans les cas observés, par MM. Mollière et Levrat, les malades entendirent également un craquement, au moment de la chute ; mais ces faits sont tellement rares, qu'on peut dire qu'ils sont l'exception.

Les symptômes rationnels sont ceux que l'on déduit de la lésion thoracique, tels que respiration difficile, dyspnée, douleur gravative, habitus extérieur du blessé, toux, crachements de sang, syncopes, palpitations de cœur, etc., etc. Ils ne fournissent que des présomptions sur l'existence de la fracture; en effet, ces symptômes qui appartiennent aux lésions du cœur ou des poumons, peuvent exister, sans qu'il y ait fracture, comme celle-ci, peut avoir lieu sans aucun de ces symptômes. Malgré ces réserves, il est quelques particularités que peut présenter le blessé, et sur lesquelles nous devons insister. Ainsi quelquefois, le malade présente une attitude spéciale, la tête est fléchie et portée en avant, le tronc lui-même est fléchi et le dos forme une voussure plus ou moins prononcée. La flexion et la propulsion de la tête, sur lesquelles les observateurs ont rarement fixé leur attention, sembleraient devoir être en rapport avec le chevauchement des fragments et le raccourcissement de la parroi antérieure du thorax, mais elles peuvent même exister quand il n'y a aucun déplacement, et elles sont alors dues : soit à la douleur qui force le malade à relacher ses muscle pour éviter, autant que possible, les mouvements d'élévation du thorax, soit à une lésion concomitante de la colonne vertébrale.

L'extension de la tête est impossible et les tentatives que fait le malade pour l'obtenir sont extrêmement douloureuses. Il existe, au niveau de la lésion, une vive douleur spontanée, et exaspérée par les mouvements respiratoires et par la pression, qui à elle seule peut parfois faire reconnaître le siège et la direction de la solution de continuité, lorsque la déformation manque.

La respiration est plus ou moins gênée, mais dans les cas simples la dyspnée paraît être moins considérable que dans les fractures de côtes, et être en rapport avec la douleur qui est également moins vive. Dans les cas graves au contraire, elle a pu être assez intense pour que des chirurgiens aient été appelés pour pratiquer la trachéotomie. (Obs. IX⁰.)

Les signes physiques sont les seuls certains : si la fracture est simple, sans déplacement, la mobilité contre nature des fragments sera le signe pathognomonique de la lésion. La crépitation manque souvent, alors le meilleur moyen de la constater consiste à appliquer la main sur le siège présumé de la fracture et à faire respirer ou tousser le malade. Généralement on déter-

mine assez bien par ce procédé la collision des fragments. Il est certains cas où la crépitation est produite
sans nul effort et par le seul jeu de la respiration.
Mesnier (*Mémoire de La Martinière sur le trépan*, p.
550) avait déjà en 1702 observé ce phénomène, mais
sur une fracture ancienne, et dont les fragments bai-
gnés par le pus, étaient affectés de carie. Meek (*essays.
and. obs. of the soc.* in Edinburgh, t. III. p. 505) signala
aussi une observation en 1764 dans laquelle la crépitation était produite par le seul jeu de la respiration.
Dans ce dernier cas les fragments frottaient l'un contre
l'autre, avec une telle force, qu'on entendait la crépitation à plus de dix pas de distance. Sabatier a rapporté
un cas presque entièrement semblable, à tel point qu'il
semblerait en quelque sorte calqué sur le précédent.

Lorsqu'il y a déplacement, chevauchement ou enfoncement de l'os, la fracture se reconnaît à la déformation et aux inégalités de la région, à une arête transversale plus ou moins vive surmontée immédiatement
d'une dépression, pourvu qu'il n'existe pas un gonflement considérable.

Le doigt promené de bas en haut sur la face antérieure rencontre d'abord une saillie, un monticule
formé par l'arête en avant de la pièce inférieure ; une
fois ce monticule franchi, il tombe dans une dépression
profonde constituée par le fragment supérieur placé en
arrière de la seconde pièce. L'ordre de la saillie et de
la dépression est interverti, lorsque le déplacement a
peu en sens inverse, mais la chose est excessivement
rare (cas de Sabatier).

Quand la déformation vient à manquer, c'est que le

déplacement des fragments fait défaut, ce qui se voit dans la plupart des ruptures par extension ou par action musculaire ; cependant il peut y avoir un certain écartement qui, dans le cas de Lafont (obs. Ire), était suffisant pour permettre de sentir les battements de l'aorte. Dans les solutions de continuité produites par flexion du tronc, le déplacement est uniforme, le fragment inférieur fait saillie et remonte même plus ou moins en avant du supérieur qui semble déprimé et incliné de haut en bas et d'avant en arrière. Il résulte de ce déplacement une déformation générale du thorax, les côtes attachées au fragment inférieur forment une saillie anormale, tandis que celles qui restent unies au supérieur semblent déprimées.

Les espaces intercostaux correspondant au foyer de la fracture sont naturellement modifiés d'une façon tout à fait opposée, suivant qu'il y a chevauchement ou écartement des fragments : dans le premier cas ils sont diminués, dans le deuxième ils sont au contraire agrandis. Parfois les côtes correspondantes font une saillie considérable sur les téguments.

Terminaisons. — *Marche.* — Dans les fractures du sternum le chirurgien est exposé à des surprises ; il peut voir des fractures avec chevauchement considérable guérir sans accident et des fractures en apparence très-bénignes déterminer des accidents rapidement graves et même la mort. Telle est l'observation due à Liouville (*Bull. sociét. anat.* 1865, p. 588), dans laquelle un épileptique de Bicêtre, ayant reçu un coup de pied sur le sternum, vit se produire une fracture sans chevauchement. Bientôt il se développa un phlegmon présternal, le médiastin, le péricarde se remplirent de pus, le sternum lui-même fut envahi par l'ostéite purulente, et la mort survint au 13e jour.

En dehors des complications, ces fractures ont généralement une marche heureuse, et un mois semble devoir suffire à leur consolidation. Il est rare que l'on parvienne à corriger tout à fait le déplacement; on en cite cependant des exemples, parmi lesquels se remarquent surtout ceux de Meek et de Sabatier. D'ailleurs un déplacement peu considérable n'a point par lui-même de conséquences bien fâcheuses. Ne faut-il pas admettre cependant des exceptions? J. L. Petit dit qu'un homme était sujet à une toux sèche avec palpitations de cœur et difficulté de respirer depuis qu'il avait eu le sternum enfoncé. Duverney parle d'un blessé guéri en six semaines, mais qui resta valétudinaire; le malade de Sabatier conserva toujours quelque gêne de la respiration.

Les complications rendent parfaitement compte de ces résultats : le malade de Duverney avait eu deux cartilages luxés, des accidents qui n'avaient cédé qu'à plusieurs saignées et de plus il était octogénaire ; celui de Sabatier, par l'effet de la violence extérieure, avait vomi le sang. Ce sont là assurément des circonstances qui avaient dû influencer sur les suites de la blessure et en aggraver le pronostic.

A ne consulter que les bulletins de la société anatomique, on pourrait se figurer que la fracture du sternum susceptible de guérir est une rareté, par la raison toute simple, qu'à la société, on ne voit que le résultat de ces autopsies; mais il ne faudrait pas oublier que le plus souvent les fractures de sternum qu'on y présente sont celles d'individus ayant succombé à des lésions organiques graves, déterminées par la seule intensité du traumatisme et indépendantes jusqu'à un certain point des fractures du sternum.

Des diverses complications qui peuvent se montrer, les unes extérieures forment des épanchements sanguins, des abcès se développant au foyer de la fracture, les autres profondes sont des collections sanguines dans le médiastin, de l'emphysème généralisé, des lésions du poumon (pneumonie, pleurésie, pneumothorax), des hémoptysies, de la dyspnée, et, des lésions du péricarde et du cœur, et enfin la mort subite par compression de cet organe (cas de Rollande) ou par sa rupture (joueur de quilles de Duverney).

CHAPITRE VI

Diagnostic et Pronostic

La fracture peut parfois passer inaperçue pendant la vie et n'être reconnue qu'à l'autopsie ; alors l'erreur a pu être favorisée par deux circonstances particulières : il peut y avoir eu réduction spontanée ou bien un gonflement énorme masquait le trait de la fracture. Donc le diagnostic est loin d'être toujours facile. Malgaigne cite plusieurs faits de ce genre, où l'on s'était trompé à la fois sur l'existence et sur le siège de la lésion. Dans un cas de Flajani, la fracture était directe, le fragment supérieur était enfoncé, et cependant l'emphysème empêcha de la reconnaître avant la mort. L'erreur est encore plus facile lorsque les lésions sont multiples ; il est rare que dans ces cas on sente un fragment mobile.

Il faut donc, tant que l'emphysème ou le gonflement

persisté, se garder de nier ou d'affirmer la fracture ;
et, celle-ci fut-elle rendue manifeste par la crépitation,
il faut encore éviter de se prononcer trop vite sur sa
nature, et même sur la présence ou l'absence des déplacements. Le sternum présente quelquefois des dé-
pressions congénitales ou accidentelles qui simuleraient
fort bien un enfoncement traumatique ; seulement s'il
y avait un chevauchement notable, outre la dépression
sternale, on aurait un signe à peu près pathognomonique, savoir, le rétrécissement de l'espace intercostal
correspondant à la fracture.

La contusion ne saurait vraiment en imposer pour
une fracture dans aucune circonstance, c'est-à-dire que
jamais les symptômes qui l'accompagnent ne peuvent
simuler ceux que nous avons dit appartenir à la fracture, mais quand celle-ci existe, il peut se faire que,
masqués par un gonflement considérable des parties molles, ses symptômes soient d'une appréciation difficile,
et que le chirurgien reste dans le doute sur la nature
de la maladie ; il n'est alors d'autre moyen pour arriver
à un diagnostic positif que d'attendre la résolution
de l'engorgement ; alors seulement l'exploration directe
du sternum pourra lever les doutes.

Lorsque la déformation existe, il n'y a plus de doute
possible sur la présence d'une solution de continuité ;
mais, lorsqu'elle siège au voisinage de l'articulation
sternale supérieure, il reste un point à élucider : s'agit-
il d'une luxation ou d'une fracture ? On a prétendu qu'il
n'y avait aucun intérêt à faire ce diagnostic, puisque
en définitif, le traitement et le pronostic dans les cas
simples sont absolument les mêmes ; pour nous, nous

ne partageons point cet avis, car ce n'est que grâce à un diagnostic sûrement établi sur le vivant que l'on pourra, s'il y a lieu, déduire des distinctions au point de vue de la marche des deux affections, qui diffèrent essentiellement dans leur nature, et dont l'observation répétée fera nécessairement découvrir les différences d'évolution.

A propos de ce diagnostic d'avec la luxation, l'âge ne fournit guère de renseignements utiles, car il est un grand nombre de sujets chez lesquels les deux pièces du sternum ne se soudent jamais ; M. Richet (*Revue médicale française et étrangère*, 1879, p. 683) a présenté récemment un malade de 62 ans qui offrait tous les signes d'une luxation par suite de la non-soudure des deux pièces. M. Maisonneuve (*Clinique chirurgicale*, t. I, p. 498) considère comme un signe pathognomonique de la luxation, l'existence d'une solution de continuité à deux centimètres et demi au-dessus du bord supérieur de la troisième côte ; mais Malgaigne a fait remarquer que la hauteur de l'articulation sternale supérieure, par rapport à ce point, peut varier notablement avec la taille du sujet. Le mode d'insertion de la deuxième côte sur le sternum, présente d'ailleurs quelques variations ; les facettes articulaires des deux pièces du sternum, ne sont pas toujours égales en étendue, il peut arriver que l'extrémité de la côte s'articule exclusivement avec la deuxième pièce, et qu'elle ne soit en contact avec la pièce supérieure que par une facette articulaire qui continue la direction du bord supérieur de la côte ; de sorte qu'on ne peut tirer une conclusion certaine des rapports de la rupture avec la

deuxième côte, qui peut rester fixée soit à une pièce,
soit à l'autre, quoique plus souvent à la première
(Maisonneuve, Richet).

Dans la luxation avec déplacement du fragment inférieur en avant et en haut qui existe presque seul, on
sent sous la peau, un bord mousse, épais, sans aspé-
rité, présentant parfois une facette supérieure horizontale, plus large et deux petites facettes latérales obliques en-bas et en dehors, qui peuvent ne pas être
reconnues dans quelques cas particuliers; tandis que
dans la fracture, le fragment inférieur est plus mince,
plus rugneux, avec plus ou moins d'aspérités.

De plus, le chirurgien devra être attentif à prévenir
et diagnostiquer les complications que nous avons signalées dans le chapitre précédent, et dont nous n'a-
vons pas à donner ici la symptomatologie.

Au sujet du pronostic, nous sommes obligé de faire
des distinctions, et autant il est grave dans les fractures du sternum, quand il y a complication, autant
il est bénin quand la lésion sternale existe seule, malgré
la gravité de la violence qu'il a fallu pour la produire.
Cependant, même dans les fractures les plus simples,
le danger de la suppuration mérite une attention toute
spéciale de la part du chirurgien. En général, nous pouvons dire que dans un grand nombre de cas, la fracture du sternum, bien que plus grave qu'une fracture
ordinaire de côtes, se comporte presque avec bénignité,
et se consolide au bout d'un temps relativement court,
variable de vingt à trente jours.

Lorsqu'elle s'accompagne de mort, ce n'est qu'un
épiphénomène et alors elle coïncide avec des lésions

excessivement graves par elles-mêmes, telles que en·
foncement d'une partie du thorax, fractures multiples
du bassin, des côtes ou de la colonne vertébrale. Pour
se faire une idée aussi exacte que possible de la gravité de ces fractures, selon qu'il y a ou non complications et dans leurs différents modes de production,
nous ne pouvons mieux faire que de publier le tableau
synoptique suivant emprunté à Gurlt :

FRACTURES RÉSULTANT DE	CAS SIMPLES		CAS AVEC COMPLICATION		SOMME DES		TOTAL DES CAS
	GUÉRIS	MORTS	GUÉRIS	MORTS	GUÉRIS	MORTS	
1° Action musculaire.. . . .	6	—	—	2	6	2	8
2° Chute d'un lieu élevé. .	11	4	—	27	11	31	42
3° Flexion forcée en avant.	2	—	—	1	2	1	3
4° Flexion forcée en arrière.	2	—	—	1	2	1	3
5° Coups, chocs, piétine-ments sur la poitrine. .	8	2	—	2	8	4	12
6° Ecrasement de la poi-trine par voiture, éboule-ment, et chute d'un fardeau pesant..	10	2	1	9	11	11	22
7° Chute de la poitrine sur un corps solide..	7	—	—	1	7	1	8
Total.	46	8	1	43	47	51	98

CHAPITRE VII

Traitement des Fractures du sternum

Le traitement offre des indications différentes, selon qu'il y a ou qu'il n'y a pas déplacement. Quand les fragments demeurent en contact, il ne s'agit que d'immobiliser la poitrine à l'aide d'un bandage de corps, ou mieux d'une large bande de diachylon. Si le bandage ne peut pas être supporté, on tiendra le malade au lit, couché sur le dos ; les muscles abdominaux d'une part, les sterno-mastoïdiens de l'autre, exerçant une traction en sens inverse sur les fragments, seront mis dans le relâchement par la flexion de la tête sur le cou et des cuisses sur le bassin. On recommandera au blessé le repos le plus absolu.

S'agit-il d'une fracture avec enfoncement des fragments, l'indication naturelle sera de la réduire et de la maintenir réduite. Les moyens les plus audacieux

comme les plus anodins ont été tentés dans le but d'o-
pérer cette réduction. Paul d'Egine, sans doute d'après
les indications de Soranus, mettait un coussin sous le
dos du malade, refoulait les épaules en arrière, agissant ainsi sur le fragment supérieur par les clavicules,
et pressait en même temps sur les côtes de l'un et de
l'autre côté ; ce qui tend à ouvrir l'arc qu'elles décri-
vent et à porter leur extrémité sternale en avant. A.
Paré dit avoir réussi une fois par ce procédé. En cas
d'échec, Duverney s'y prenait d'une autre manière : il
couchait le blessé sur le côté, mettant quelque chose de
résistant sous les côtes, et il pressait sur les côtes du
côté opposé, en même temps qu'un aide repoussait le
rachis en dedans.

Les chirurgiens postérieurs à Duverney ont négligé,
peut-être à tort, d'agir sur les côtes. Aurran plaçant un
traversin sous le dos du blessé, pressait d'une main sur
le menton, de l'autre sur la symphise pubienne pour
courber le tronc en arrière et produire ainsi une traction en sens inverse sur les fragments. Le procédé de
Monteggia peu différent du précédent, consistait à attirer les épaules en arrière et à repousser du genou le
rachis en avant.

Plus tard, Verduc et J.-L. Petit conseillèrent dans
les cas où la réduction est impossible, de faire une incision aux téguments et d'attirer le fragment enfoncé
au moyen d'un tire-fond ou d'un levier en forme de
crochet-mousse. Mais tous les chirurgiens sont d'ac-
cord aujourd'hui pour condamner, à moins d'accidents
propres à ce seul déplacement, l'emploi de ces moyens
qui ne sont pas sans danger, car ils peuvent dévelop-

der une ostéite purulente, qui est presque toujours grave dans un os spongieux comme le sternum. Tout au plus pourrait-on y avoir recours lorsque la fracture est compliquée d'une plaie qui dispenserait de pratiquer une incision des téguments.

Grâce au procédé de Velpeau (*Gazette des hôpitaux*, 1862), nous disposons aujourd'hui d'une ressource autrement simple que celle préconisée par les auteurs anciens, et qui doit être considérée actuellement comme classique. Qu'un malade arrive, en effet, avec une fracture du sternum compliquée de déplacement, si l'on vient à pratiquer l'extension du rachis et, par suite de la paroi antérieure du thorax, en mettant un coussin sous le dos du malade, de telle sorte que les deux extrémités du corps tirent chacune de leur côté sur les deux fragments, la réduction se fera souvent sans difficulté.

A côté de ces cas où la réduction a été difficile à obtenir, il en est où elle a pu s'effectuer d'elle-même, dans un effort de toux par exemple; mais, en général, l'intervention est la règle. Elle se présente à nous, avec un caractère d'autant plus impérieux que le déplacement peut avoir sur les organes sous-jacents l'influence la plus terrible, aussi devra-t-on intervenir le plus tôt possible.

Une fois la réduction obtenue, il faut songer à la maintenir. Pour cela, nous devrons nous comporter comme dans les cas où le déplacement est nul, et la position horizontale dans la supination est le moyen le plus puissant. Il sera nécessaire souvent, et prudent toujours, d'y joindre un bandage de corps bien serré,

dont l'action aidée de compresses d'une certaine épaisseur, au niveau de la pièce inférieure, aura pour but de
s'opposer à la tendance de cette pièce au chevauchement, et de maintenir les côtes dans un état d'immo-
bilité favorable à la consolidation. Aurran a vu cette
consolidation s'effectuer en vingt jours. Pour nous, la
prudence exige que les moyens contentifs soient con-
tinués un peu plus longtemps, un mois ou quarante
jours environ.

Si, à la suite d'une fracture du sternum, un épanchement sanguin vient se faire dans le médiastin antérieur
faudra-t-il, ainsi que J.-L. Petit (*Œuvres complètes*,
t. I, p. 150), Boyer (*Traité des maladies chirurgicales*, t. III, p. 14), et La Martinière (*Mémoire sur
l'opération du trépan, Académie de Chirurgie*, t. IV,
p. 545), le conseillent, trépaner le sternum dans le but
d'aller vider la collection de sang ? Evidemment non,
ce serait faire là une œuvre non-seulement inutile,
mais encore d'une gravité considérable, en méconnais-
sant étrangement la marche et la thérapeutique des
collections sanguines. Cette opération du trépan doit
être exclusivement réservée aux épanchements puru-
lents assez abondants pour comprimer le cœur ou les
poumons et pour mettre la vie du blessé en danger.
Dans le cas de carie assez prononcée, on devra également appliquer une couronne de trépan.

Le traitement des lésions mécaniques du sternum a
la plus parfaite ressemblance avec celui que réclament
la contusion et la commotion du thorax ; l'une etl'autre accompagnent la fracture du sternum, et les organes contenus dans la poitrine en souffrent toujours

beaucoup : l'épanchement sanguin, les abcès qui peuvent en être la suite, les congestions sanguines, les abcès qui peuvent en résulter l'inflammation d'organe aussi éminemment vasculaires que ceux contenus dans le thorax, ses suites ou terminaisons, comme une vomique ou la phthisie, tous ces accidents sont à redouter après la fracture du sternum, et l'on ne peut espérer les prévenir que par les ventouses scarifiées, le repos, la diète, les boissons antiphlogistiques, les lavements. Malgré l'emploi méthodique et sévère du régime et de la thérapeutique que nous venons d'indiquer, la carie du sternum, à laquelle il est disposé par sa texture spongieuse, survient très-souvent, et des abcès se forment lentement dans le médiastin antérieur, ainsi qu'il nous a été donné d'en signaler plusieurs cas.

CONCLUSIONS

I. Si ces fractures sont aussi rares, c'est qu'elles exi-
gent des traumatismes considérables. Les causes ordi-
naires ne peuvent les produire qu'autant qu'elles ont
une intensité extrême, et que par conséquent elles
déterminent dans les parties voisines des désordres
très-grands.

II. Dans les solutions de continuité par flexion forcée
du tronc en avant, les deux extrémités du sternum
tendent à se rapprocher, l'os se tasse en quelque sorte
suivant l'expression de Malgaigne.

1° Flexion de la tête en avant.

2° Chevauchement des fragments, l'inférieur passant au-devant du supérieur.

3° Fracture vers la partie moyenne le plus ordinairement.

III. Dans les fractures par extension forcée, la solution de continuité se produit par suite de l'écartement des arcs osseux, et par le fait de la contration musculaire s'exerçant en sens opposé aux extrémités du sternum.

1° Pas de position fixe de la tête.

2° Pas de chevauchement, mais même écartement des fragments.

3° Fracture porte sur le manubrium le plus souvent.

IV. Les fractures par action musculaires pure se rattachent à cette dernière catégorie par leur mécanisme comme par leurs symptômes.

Nous avons terminé notre tâche, avons-nous atteint le but que nous nous étions proposé au début de ce travail ? Avons-nous apporté quelque notion nouvelle dans l'étude des fractures du sternum ? Si les efforts tenaient lieu du mérite nous n'aurions pas à craindre le jugement de nos maitres.

Quoiqu'il en soit, nous espérons qu'on nous tiendra toujours compte de notre tentative et que nos recherches pourront contribuer à des études ultérieures plus complètes.

INDEX BIBLIOGRAPHIQUE

CELSE. — Ouvrage sur la Médecine (trad. de Ninnin 1754 p. 423).

SORANUS. —

PAUL D'EGINE. — Chirurgie de Paul d'Egine p. 403, chapitre XCV.

VERDUC. — La manière de guérir les fractures et les luxations, chap. XX, page 161, 1689.

AMBROISE PARÉ. — Dictionnaire de Chirurgie de Louis, t. II, p. 340.

DAVID. — Mémoire sur les Contre-coups.

SABATIER. — Mémoire sur les fractures du sternum lu à l'Institut le 26 Germinal, an V, t. II, p. 115.

DUVERNEY. — Traité des Maladies des os, t. II, p. 237, 1761.

J.-L. PETIT. — Traité des Maladies des os, t. II, p. 103.

HEISTER. — Chirurgie, t. I, p. 380.

PERCY. — Manuel du chirurgien d'armée, p. 123.,

RICHERAND. — Nosol, chirurg. t. IV, p. 159.

ROUX. — Journal de Méd. et de Chirurgie de Roux, t. II, p. 521, 1771.

MONTEGGIA. — Instituzioni chirurgiche, 1802.

RAVATON. — Chirurgie d'armée, p. 215.

LA MARTINIÈRE. — Mémoire sur l'application du Trépan au sternum. Académie du Chirurgie, t. IV, p. 545.

PLONCQUET. — Commentarius medicus, 1786.

MEYER. — (Mémoire de La Martinière, p. 714.);

AUBRAN DE ROUEN. — Journal de méd. chir. et pharmacie, t. XXXVI, p. 520, 1771.

MEKEL. — Traité général d'anatomie comparée, (trad. française de Riester), t III, p. 451, § 131.

DE BLAINVILLE. — Principes d'anatomie comparée, 1822.

BOYER. — Traité des Maladies chirurgicales, t. III, p. 143.

BARRAU. — Thèse de Strasbourg, 5 février 1815. (Essai sur les fractures du sternum).

CHAUSSIER. — Revue Médicale, t. IV, p. 260, 1827.

CASSAN. — Archives générales de Médecine, t. XIII, p. 82, 1827.

ROLLANDE. — Bull. de thérapeutique, t. IV, p. 288, 1834.

DUPUYTREN. — Clinique chirurgicale, t. III, p. 215.

CHASSAIGNAC. — Bull. de la Société de Chirurgie, p. 236, 1861.

DICTIONNAIRE en 30 volumes. — Article sternum.

DUPUID. — Archives générales de médecine, 2e série, t. XI, p. 423, observ. 12e, 1836.

VELPEAU. — Gazette des Hôpitaux, 1862.

MALGAIGNE. — Traité des fractures, t. I, p. 447 et Gaz. des Hôpitaux, 20 mars 1830.

MAISONNEUVE. — Recherches sur les luxations du sternum. (Clinique chirurgicale, p. 475).

RICHET. — Anat. médico-chirurgicale, p. 319 et Revue Médicale française et étrangère 1870, p. 683.

TILLAUX. — Anatomie topographique, p. 581.

MOREL-LAVALLÉE. — Gazette Médicale, 1860, p. 368.

CHEVANCE. — Union Médicale, 1860, p. 6.

ROUX. — Gazette Médicale, p. 368, 1842.

FOLLIN. — Pathologie externe, t. II, p. 822, 4e tirage

ROGER-DUBOS. — Mal du sternum (thèse de Paris 1835).

PITOTAIS. — Gaz. des Hôpitaux, 1875, p. 1004.

PLUTO. — Journal de Médecine militaire par Dehorne, t. I et Dictionnaire des sciences médicales (article sternum).

COSTA DI SARDA. Gazette des Hôpitaux, 1853, p. 413.

FAVELIER. — Essai sur les fractures du sternum (thèse de Paris, 1842).

MANOURY ET THORE. — Gazette Médicale, 1842, p. 361.

D. MOLLIÈRE. — Recherches expérimentales et cliniques sur les fractures indirectes de la colonne vertébrale, p. 13, obs. I. Lyon-Médical, 1872.

REVUE DE HAYEM. — Ve volume, p 675, 1875.

CRUVEILHER. — Bull. Soc. Anat., juin, 1826, p. 126.

COMTE   —   —   —   1826, p. 128.

LIOUVILLE,   —   —   —   1867, p. 216 et 1865, p. 588.

LEGROUX,   —   —   —   1862, p. 16.

GENOUVILLE,   —   —   —   1853, p. 138.

MAGDELAIN,   —   —   —   1868, p. 117.

LOREY,   —   —   —   1874, p. 625.

ROQUES,   —   —   —   1870, p. 300

CH FÉRÉ,   —   —   —   1875, p. 682.

Ch. Féré. — Progrès médical du 24 et 31 janvier 1880, p. 62 et Bull. Soc. anat. 1877, p. 437.

Flajani. — Collezione d'osservazioni, t. III, p. 214.

Medico-chir. Rewiew, 1832, t. XX, p. 336, London.

A. Poland. — System. of surgery by Holmes, t. II, p. 348, London, 1861.

John Brigthon. — De Arch. f. Klinck, Méd., XVIe vol., p. 200, Fissures congénitales du sternum.

Walter Rivington. — Med. chir. Transactions, t. LVII, p. 101, London, 1874.

Russel. — Obs. et recherches des médecins de Londres (trad. française), t. I, 287.

Meek. — Essays and obs. phys. and Litt. of. the Soc. in Edinburgh. t. III, p. 305.

J.-G. Krœmer. — Abhandlunguber die Durchborhung des Brustbeins, von Karl Friederich Closius. Uberzetzt nebst einem Kurzen Auhang von J. C. Kræmer.

Senator de Berlin. — Allgemeine medic. Central-Zeitung, 1859. p. 561.

Pauli de Landau. — In v. Amnon's Monotschrift fur medic. Angenheilk. und chirurgie, Bd I, 1838, S. 611.

Pluskal zu Lomnitz. — Œsteireich. medicin. Wochenschrift, 1843, S. 1320.

Gurlt. — Handbuch der Lehre von den Knochenbruchen, von Dr E. Gurlt, 1862.

FIN

807 — IMP. CHANOINE, DELAROCHE, succr, PL. DE LA CHARITÉ, 10. LYON

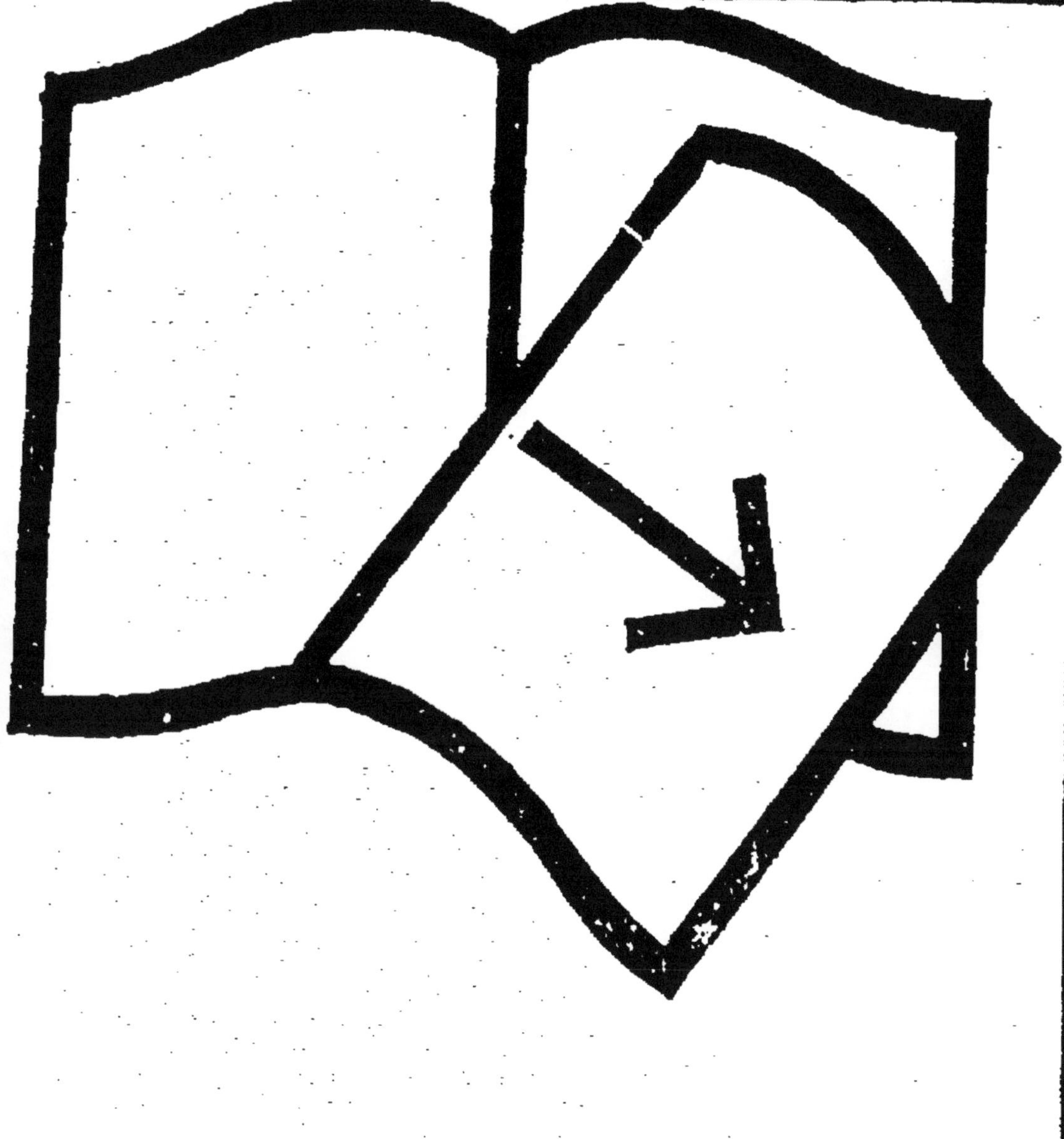

Documents manquants (pages, cahiers...)
NF Z 43-120-13

www.ingramcontent.com/pod-product-compliance
Ingram Content Group UK Ltd.
Pitfield, Milton Keynes, MK11 3LW, UK
UKHW020928120726
13693UKWH00003B/1193